1 001 vies
en soins palliatifs

« Spiritualité et politique »

Depuis les années 1980, on a observé que le désenchantement politique a ouvert la voie à un certain réenchantement mystique. Le revers de la médaille, c'est qu'à se retrouver sans vis-à-vis politique, philosophique ou théologique, les pratiques et les discours d'ordre spirituel ont tendance à tourner en rond, à s'affadir. *A contrario*, l'objet de cette collection est de dire en quoi les grandes questions de la vie spirituelle peuvent être aussi l'objet de débats sur la place publique.

Claire Fourcade

1001 vies en soins palliatifs

Ici, chaque homme est un roman

Collection « Christus »

bayard

Collection *Christus* dirigée par Yves Roullière
« Spiritualité et politique »

Dans la même collection :

Du spirituel en politique, Paul Valadier, 2008 (trad. en espagnol).

Faut-il lâcher prise ? Splendeurs et misères de l'abandon spirituel, Robert Scholtus, 2008.

Qui a peur de la Bible ? Un manuscrit retrouvé, Annie Wellens, préf. Sylvie Germain, 2008.

Les jardins oubliés de l'obéissance, Françoise Le Corre, 2010.

Franc-parler en temps de crise. Les assurances trompeuses, Étienne Perrot, 2010.

Peut-on donner sans condition ? Justice et amour, Geneviève Comeau, 2010.

Qu'avons-nous fait de l'au-delà ? Fragments d'un discours interrompu sur les urnes funéraires, Franck Damour, 2011.

Comment croire encore en la politique ? Petite défense de l'engagement, Jean-François Petit, 2011.

18, rue Barbès, 92128 Montrouge Cedex
ISBN : 978-2-227-48253-1

Tout est histoire.

Anna Gavalda

Ici, chaque homme est un roman.
Parfois même un fragment d'épopée.

Régis Debray

Ton visage m'oblige.

Emmanuel Levinas

Avertissement de l'éditeur

L'équipe mobile de soins palliatifs dans laquelle travaille l'auteur a été créée le 2 janvier 2000 dans la région de Narbonne. Elle réunit aujourd'hui quatre médecins, trois infirmières, une assistante sociale, une psychologue et une secrétaire, tous à temps partiel.

Cette équipe prend en charge plus de trois cents nouveaux patients par an dont la moyenne d'âge se situe autour de 65 ans, et principalement atteints de cancer, pour une durée qui peut aller de quelques heures à plusieurs années.

L'équipe dépend d'une clinique privée, mais elle intervient également dans d'autres établissements (maisons de retraite, centres de convalescence...), ainsi qu'au domicile des patients si l'équipe soignante libérale en fait la demande.

Les patients sont donc suivis par la même équipe, quel que soit leur lieu de vie. C'est une organisation inhabituelle, mais, en évitant la multiplicité des intervenants, elle favorise la création de liens de confiance et un sentiment de sécurité. Ces conditions semblent nécessaires à une prise en charge de qualité.

Les portraits que l'on va lire ont été écrits entre 2007 et 2011. Les noms des patients ont été changés.

L'orpailleuse

Depuis plus de dix ans, je suis médecin dans une équipe mobile de soins palliatifs. Nous prenons en charge des patients atteints, selon la terminologie officielle, « d'une maladie grave et évolutive ».

Beaucoup ne guériront pas, mais tous ne sont pas en fin de vie, loin de là.

Nous les suivons là où la vie et la maladie les conduisent. À la maison, à la clinique ou ailleurs. C'est un luxe que nous avons et auquel nous tenons.

Nous travaillons en équipe parce que nous revendiquons pour nos patients une prise en charge globale qui implique le partage de multiples compétences. Parce qu'à plusieurs on est plus intelligents. Parce que pour durer dans ce métier, il faut ménager sa monture. Parce que tout seul, rien de tout cela ne serait possible.

Chaque année, nous devons rendre un bilan d'activité à nos tutelles.

C'est la règle. Et c'est normal. Au début, nous avions toute liberté de le bâtir pour qu'il reflète au mieux notre travail. Puis, insidieusement, de (très) petites cases sont apparues. De plus en plus nombreuses.

Il n'y a plus maintenant que des croix et des chiffres. Il paraît que c'est plus efficace.

Mais ça ne dit rien de notre activité…

Depuis quelques années, je passe au tamis de l'écriture l'or des rencontres qu'il m'est donné de faire.

Chaque soir, je laisse sédimenter l'agitation de la journée. Un peu de boue, une chatoyante poussière d'or et, de temps en temps, une magnifique pépite d'or pur…

Seule, dans le silence des trajets en voiture, je braconne dans l'épaisseur de nos journées. Choisir la plus belle de ces pépites, la polir soigneusement pour lui donner tout son éclat. Choisir des mots qui rendront toutes ces rencontres lumineuses et, soir après soir, enfiler ces perles d'or sur le ruban de ma mémoire. « Chemin Remembrance », comme à Montréal où j'ai été formée.

Choisir en toute subjectivité le visage dont je garderai la trace.

Écrire aussi pour chacun de ceux avec qui je fais équipe. C'est pour eux que j'ai d'abord pris la plume. Tant de richesses et tant de peines, de souffrance et de plaisir, de mort mais surtout de vie, dans ce travail et ces instants partagés.

M. Bernard M.

La dame de cœur

Chienne de vie !

Elle a entre 40 et 50 ans.

Des cheveux roux aux racines grisâtres et aux pointes jaunies, un corps épais, un tee-shirt constellé de taches, de larges auréoles de transpiration sous les bras et surtout… cette bouche !

Entièrement édentée.

Réminiscence. Les Misérables. *Fantine, la mère de Cosette. Obligée de vendre ses dents pour nourrir sa fille. Un cauchemar de mon enfance.*

Qu'a-t-il pu arriver à cette femme, mère de quatre enfants qui ont entre 8 et 20 ans, pour la laisser ainsi avec cette bouche de vieillarde ?

Elle sourit pourtant sans cesse et sans complexe. D'un sourire qui illumine son visage mais creuse en son milieu ce trou noir de la misère.

D'une certaine façon, elle est belle. Elle est chaleureuse. Elle respire l'amour.

Nous la rencontrons pour organiser le retour à domicile de son mari qui vit ses derniers jours.

Enfin, c'est son premier mari, le père de ses trois aînés, dont elle a divorcé il y a quinze ans avant de se remarier.

Il ne va pas rentrer tout seul chez lui, quand même ! Bien sûr qu'il vient « à la maison », chez elle… et chez son mari qui accueille tout naturellement son « prédécesseur ». D'ailleurs, depuis qu'il était malade, il venait déjà passer ses journées chez eux. Il était chargé de plier le linge familial, modeste contribution à la vie de cette tribu.

Bien sûr aussi que, chez eux, il n'y a pas de place. Mais sa fille de 15 ans va laisser sa chambre pour partager celle de son frère ; elle a déjà enlevé son lit et son bureau et voudrait savoir si c'est mieux qu'elle enlève aussi ses posters.

Tout ceci va de soi. On se serre pour faire de la place à celui qui s'en va. C'est du bon sens, il n'y a pas à discuter.

Les liens familiaux sont complexes, bousculés, mais l'amour est là, immense et naturel.

Misère du corps, richesse du cœur.

Tout ceci est bien inégalement partagé…

Mme Gilberte B.

Le jardin des sens

L'odeur vous saisit à la gorge dès la porte. Un mélange de renfermé, de vieux, de maladie. Une odeur très… personnelle qui permettrait de reconnaître la chambre de Mme B. les yeux fermés. Elle a changé de service deux fois : l'odeur est toujours là.

Sans doute sa manière à elle d'investir les lieux, de se les approprier.

À domicile, c'est assez banal. En clinique, alors que le ménage est fait deux fois par jour, c'est une performance beaucoup plus remarquable.

On pourrait voir une volonté de marquer les esprits, d'imposer sa différence, de ne pas être réduite au rang de numéro…

D'autant plus que la stimulation n'est pas seulement olfactive. Après le passage de la porte et la sollicitation de l'odorat, c'est l'œil qui est interpellé.

Mme B. est coiffée d'une perruque qui hésite entre le blond et le roux : aujourd'hui, elle penche nettement à gauche et, manifestement, refuse de faire allégeance devant quelque brosse ou peigne que ce soit, s'ébouriffant ainsi de fort belle manière.

Elle porte une nuisette « qui commence à peine et qui finit déjà », comme dirait mon ami Laurent, affichant crânement les marques d'un âge déjà avancé que tant de femmes prennent soin de dissimuler.

Elle forme un couple saisissant avec son mari qui a choisi la tenue d'accompagnant « pyjama rayé-charentaises », assez inhabituelle il faut bien le dire.

Peut-être s'agit-il de passer inaperçu ? De se fondre dans le décor ? Ou d'être solidaire avec sa femme, tout simplement… ?

Une belle preuve d'amour pour sa Gilberte !

Itinéraire d'une enfant gâtée

J'ai choisi la médecine à l'âge de 6 ans.

Ou peut-être est-ce la médecine qui m'a choisie ?

Hospitalisée loin de mes parents pour une banale appendicite, j'ai été prise en charge par les religieuses de la clinique qui m'accueillait.

Tous les jours, l'une d'entre elles m'emmenait faire le tour des chambres pour proposer aux patients de choisir leur menu.

Et j'ai tout de suite su que quand je serais grande, je ferais « le tour des chambres ».

Je ne connaissais rien à la médecine et je suis arrivée en faculté totalement ignorante de la réalité du métier que j'avais choisi.

Et ce ne sont pas les enseignants mais les patients qui me l'ont appris : Cynthia, Brigitte, David… Vingt ans après, je me rappelle leurs noms, leurs histoires, et cette intuition que mourir dans ces conditions n'était pas acceptable, que ça pouvait sûrement être différent.

J'ai eu la chance de faire un séjour de deux ans au Canada pour y découvrir, outre les soins palliatifs, une approche complètement nouvelle des patients et du travail en équipe multidisciplinaire.

1er janvier 2000 : proposition espérée mais totalement inattendue de mettre ces idées à l'épreuve des faits et de créer une équipe mobile de soins palliatifs dans un petit établissement privé d'un département plutôt rural.

Dans des conditions exceptionnelles : la confiance d'une direction capable de choix courageux, des collègues que je peux aujourd'hui appeler des amis et les moyens humains et matériels pour mettre en œuvre notre projet en faveur des patients.

À tous les confrères tellement moins favorisés que je rencontre, j'ose à peine le dire : je suis heureuse dans mon travail et mon travail me rend heureuse.

La vie comme un roman

Ils se tiennent par la main. Ils sont amoureux.
Elle a 15 ans et demi, c'est son premier amour.
Il a 18 ans, c'est dans sa première voiture qu'il passe la prendre.

Ils se serrent par la main. Ils sont amoureux.
Trente-cinq années ont passé.
Ils ont fait leur vie, chacun de son côté.
Elle a eu deux enfants et a toujours su qu'un jour elle partirait à sa recherche.
Il a eu une fille… au moins. Il a brûlé la chandelle par les deux bouts (c'est lui qui le dit), et aujourd'hui il est là, consumé.

Il y a cinq ans, elle l'a retrouvé. Ils se sont aimés à la folie, à l'exclusion de tout et de tous, y compris de leurs enfants.

Maintenant, la maladie est la plus forte. Il va la quitter, l'abandonner une nouvelle fois, ne pas tenir sa promesse d'être toujours là pour elle.

Une fois encore, elle va devoir tout reconstruire. Quitter son île, maintenant déserte, pour revenir vers le monde.

Elle a peur, mais elle dit que le seul souvenir de ces cinq années de passion sera suffisant pour lui donner la force de vivre pleinement « le reste de son âge ».

Elle a 50 ans.

La vie comme un roman.

Notre travail quotidien est tissé de rencontres, d'histoires, de visages qui sont autant de trésors fragiles et fugaces. Comme d'éphémères rameaux de givre sur une fenêtre glacée qui disparaîtront aux premiers rayons du soleil.

Comme une collection magnifique d'instants impalpables dont je dois garder la trace et la mémoire.

Le visiteur du soir

Il ouvre à toute volée… mais reste prudemment près de la porte.

Un pied dedans, un pied dehors, on a l'impression qu'il regrette d'être entré et qu'il aimerait bien être déjà reparti.

Il demande : « Comment ça va aujourd'hui ? » d'un ton enjoué, un peu forcé. Puis, très vite, il ajoute : « Je vous trouve mieux qu'hier ! »

En restant si loin, il ne peut pas voir grand-chose, mais voilà au moins une affirmation qui n'appelle pas de réponse. C'est toujours ça de gagné !

D'ailleurs, en faisant les questions et les réponses, on gagne beaucoup de temps. C'est une technique éprouvée, et le temps c'est tellement précieux…

« Je ne comprends pas, je suis là depuis si longtemps, et ça ne va pas mieux…

– C'est normal, il faut être patient ! »

Et vas-y que je ne veux surtout rien savoir de ce que tu en penses ni de ce que tu ressens, ni de ce qui t'inquiète.

Et je ne veux pas non plus savoir si tu as des questions qui pourraient m'obliger à m'approcher, à écouter, à essayer de comprendre.

De toute façon, ce sont des questions pour lesquelles je n'ai pas de réponse. Alors, à quoi bon ?

À quoi bon prendre du temps s'il ne s'agit que de le perdre ?

« Bon, eh bien, à demain. Vous verrez, ça ira mieux. »

Il n'est pas vraiment entré. Il pose des questions dont il ne veut pas vraiment les réponses. Il dit des paroles pour rassurer qui ne rassurent pas vraiment (ou plutôt : vraiment pas) parce que tout son corps dit autre chose :

« Je suis pressé. Ne me fais pas perdre du temps avec ta maladie que je ne peux pas guérir, tes questions sans réponses et tes angoisses qui me font peur. Je suis entré parce qu'il le fallait bien, mais j'ai été bien clair : *Surtout ne me parle pas de toi !* »

« À demain, docteur. »

Mme Josette B. et sa fille

Ma Mère

« Dans ma famille, il n'y a que des femmes.

Ma grand-mère a 88 ans, ma mère et sa sœur ont eu chacune une fille unique.

On vit serrées les unes contre les autres. On s'aime. »

« Ma Mère. Je me suis toujours dit que je ne pourrais pas vivre sans elle. Elle va mourir. Et moi ? Comment vais-je vivre ? »

« Ma Mère. Je la croiserai dans chaque rue, je la verrai toujours dans son fauteuil, elle sera partout. Dans chaque lieu qu'elle a rempli de son rire, de sa force et de ses farces.

Et moi ? Où pourrai-je aller pour échapper à son fantôme ? Mais comment ferai-je aussi pour ne rien oublier ? »

« Ma Mère. C'est ma meilleure amie.

Qui m'appellera chaque jour pour me raconter sa journée et me demander comment s'est passée la mienne ?

À elle, je peux tout dire. À qui vais-je le dire maintenant ? »

« Ma Mère. Je voulais m'occuper d'elle quand elle serait vieille, la prendre chez moi et prendre soin d'elle comme elle l'a fait pour moi quand j'étais petite.

À qui payerai-je la dette d'amour que je lui dois ?

Et maintenant, de qui prendrai-je soin ? »

« Ma Mère. Je sais bien qu'elle va mourir. Mais peut-être que si je reste toujours près d'elle, si je ne m'éloigne pas, je pourrai empêcher la mort d'approcher, faire quelque chose pour que ça n'arrive pas ?

Peut-être qu'il y aura un miracle ? »

« Ma Mère. Je suis en colère. Tellement en colère que je ne peux plus respirer, que j'ai l'impression d'étouffer, comme elle.

Pourquoi elle ? Pourquoi nous ? Pourquoi si tôt ? POURQUOI ? »

« Je voudrais que le temps s'arrête. Appuyer sur la touche *pause*. Être un oiseau qui volerait au-dessus d'elle.

Même si elle ne parle plus, même si ce n'est plus vraiment elle, je voudrais qu'elle reste encore… ma Mère. »

M. Alain B.

Cluedo

L'Équipe mobile de soins palliatifs (EMSP) mène l'enquête.

Interrogatoire des suspects et contre-interrogatoire.

Investigations techniques.

Convocation des témoins.

Cela vous étonne ? Moi aussi.

Les faits :

M. B. est équipé à son domicile d'une pompe à morphine. Un petit bijou de technologie ultra-perfectionné qui doit permettre de lui administrer sa morphine en toute sécurité.

Or, hier, M. B. a reçu une dose huit fois supérieure à ce qui était prescrit.

Heureusement, il s'en est aperçu. Arrêt de la pompe. Malaise sans gravité. Plus de peur que de mal… Mais une belle frayeur quand même !

Comment est-ce possible ?

Si nous voulons poursuivre ce traitement dans de bonnes conditions, nous devons savoir ce qui s'est passé pour faire en sorte que cela ne se reproduise pas.

Professeur Leblanc, avec la matraque, dans la salle à manger ?

Les suspects :

Ils ne sont pas bien nombreux.

M. B. vit seul à son domicile. C'est son infirmière qui s'occupe de la pompe.

Toute modification de la programmation implique l'utilisation d'un code qu'elle est normalement la seule à connaître.

Monsieur B. :

La pompe était en alarme. Il a appelé l'infirmière. Ne pouvant se déplacer, elle lui aurait dicté par téléphone les manipulations à effectuer.

Si c'est le cas, c'est une grave faute professionnelle.

C'est pourtant une infirmière formée au traitement de la douleur qui connaît les risques et sait que sa responsabilité serait engagée.

Pourquoi aurait-elle fait cela ?

L'infirmière :

M. B. « bidouille et trafique » sa pompe en permanence. Il a l'œil partout et peut parfaitement avoir repéré le code quand elle manipule la pompe.

C'est vrai que ce patient est un bricoleur curieux et touche-à-tout. Il a déjà essayé de lire sur son PC le CD-ROM de son dernier scanner et règle très bien lui-même sa pompe d'alimentation (beaucoup plus simple et moins sécurisée).

Mais pourquoi aurait-il fait cela ? Imprudence ? Curiosité ? Fausse manœuvre ? Idée suicidaire ?

En tout cas, l'un et l'autre nient toute implication, et l'un des deux nous ment. Et il le fait bien.

Mme Violet, avec la corde, dans la bibliothèque ?

ENQUÊTE TECHNIQUE :

Le prestataire qui a fourni le matériel va le récupérer. Il a les moyens de retrouver tout l'historique du paramétrage de la pompe et va également modifier le code d'accès.

L'analyse est en cours, mais nous sommes contraints de nous méfier des uns et des autres, de mettre en doute tout ce qui nous est dit, et d'adopter des comportements de dissimulation qui nous déplaisent.

Pour ce qui est du travail en équipe et en confiance, ce n'est pas une franche réussite !

Mlle Rose, avec la clef anglaise, dans le salon ?

L'EMSP mène l'enquête… pour la bonne cause : éviter que les différents protagonistes fassent la une de la presse, que ce soit à la rubrique nécrologique ou dans celle des faits divers.

Mais elle n'en est pas fière…

Le dernier qui se lasse...

Parfois, la vie est difficile, pénible, insupportable.

Parfois, elle semble n'avoir aucun sens, surtout vers sa fin.

Parfois, le temps s'étire, interminablement, et lui, qui paraissait trop court, semble maintenant ne jamais finir.

Parfois, *on* voudrait que « ça s'arrête », *on* nous demande de « faire quelque chose ».

Presque toujours, *on* est un soignant ou un proche.

Bien sûr que nous allons faire quelque chose... Pas toujours ce qu'*on* avait en tête au moment de la demande !

Nous allons d'abord écouter. Longuement. Permettre à cette souffrance de se déposer. Cette détresse, cette peine, ce sentiment d'inutilité, cette colère, cette absence de sens doivent pouvoir se dire, se crier, se hurler s'il le faut.

Ensuite, nous allons réfléchir ensemble à ce qui est le plus difficile pour eux.

Nous allons leur proposer un accompagnement dans cette peine.

Parfois, nous dirons que ce temps appartient à celui qui s'en va. Qu'il n'est ni le leur, ni le nôtre. Qu'il nous semble qu'il doit être respecté et que nous ne souhaitons pas nous en rendre maîtres.

Le plus souvent, nous ne dirons rien.

La période la plus difficile est toujours celle de l'agonie. Cet ultime combat, cet « entre la vie et la mort » qui semble parfois infini.

Nous nous efforçons de redire qu'une voix aimée, une caresse, une présence sont autant de cadeaux faits à celui qui part.

Parfois, nous avons le sentiment d'être entendus, parfois non.

Mais, de mon expérience, j'aurai au moins retenu ceci : « Quand c'est trop de souffrance, des soignants, de la famille et du patient, le dernier qui se lasse, c'est le patient » (Jean Leonetti dans Dialogpalliatif*).*

M. X

Banc public

S'il était chez lui, dans son village, il serait sans doute assis sur un banc public avec quelques « collègues » sous le platane de la place, à côté de la fontaine.

Ou bien il aurait déjà attaqué l'apéro à la terrasse du café, juste à côté.

S'il faisait beau, il serait sans doute assis sur le bord du bac à fleurs devant la clinique, d'où l'on peut avoir l'œil sur toutes les entrées et sorties.

Chassé par la pluie et le froid, il s'est finalement installé sur un brancard, dans le couloir du service de médecine. Un endroit stratégique pour ceux qui, comme lui, aiment voir passer du monde.

Nous ne nous connaissons pas, mais il m'interpelle avec un gentil sourire pour me souhaiter un bon après-midi. Il a manifestement envie de savoir qui je suis et de m'ajouter au trombinoscope de ce bout de couloir sur lequel il règne avec une bonhomie toute méditerranéenne. Je m'arrête un moment.

« Dans ma chambre, je m'ennuie, si vous saviez ! Ici, au moins, ça bouge ! Je reste un moment, mais après je retournerai dans ma chambre regarder la télé. Vous avez vu le programme de ce soir ? Ça va être bien ! Il y a le grand Noir, en Amérique, qui fait ses cérémonies ! »

Il me dit cela avec une bouille réjouie qui fait plaisir à voir, et je me sens bien déconfite de lui gâcher son plaisir : l'investiture de Barack Obama a eu lieu il y a deux jours…

Il semble fort marri de cette information… pendant quelques secondes, mais il se reprend rapidement :

« Finalement, ce n'est pas si grave. Il me reste quand même *Des chiffres et des lettres* et *Questions pour un champion* ! »

Mme Henriette S.

Le temps de la conscience

M. S. s'est installé dans notre bureau il y a un moment.

Il souffre tellement qu'il en tremble tout entier.

Un long frisson qui le saisit à l'évocation de sa femme qui s'éteint doucement deux étages plus haut.

Sa femme depuis quarante-six ans.

Sa femme qu'il connaissait si bien qu'il pouvait d'un regard comprendre ce qu'elle avait à lui dire.

Depuis deux jours, ce n'est plus elle. Il ne la comprend plus. Elle ne communique plus. Il n'arrive pas à l'accepter.

Il ne peut pas le supporter.

Elle est en coma vigile. En fin de vie. Pour quelques heures, quelques jours peut-être.

Il nous semble qu'elle prend pour mourir le temps qui lui est nécessaire. Ce temps de détachement qui, souvent, permet les départs sans violence.

Pour lui, chaque minute, chaque seconde, de ce silence, de ce retrait progressif est une absurdité, un non-sens absolu et insupportable.

Ce n'est plus sa femme. Elle n'est plus là. Il faut qu'elle meure.

Il ne nous demande rien, il sait bien que la loi l'interdit, il ne nous en veut pas. Il trouve juste que c'est indigne.

Elle est calme, elle ne souffre pas, c'est son temps. Et c'est la loi. La loi sur laquelle nous nous appuyons pour respecter ce temps de la mort qui s'en vient. La loi qui fait pour nous rempart devant cette marée de souffrance.

Qu'en serait-il si un jour la loi n'était plus là ?

Serions-nous submergés, envahis à notre tour par ce tsunami émotionnel ?

Ce serait un temps où l'individuel l'emporterait sur le collectif et l'individu sur la société.

Un temps sans doute plus difficile pour nous.

Le temps de la conscience et de ses clauses.

« Ce qu'elle aurait aimé, c'est de revoir son chien. Mais je sais bien que ce n'est pas possible… »

Nous proposons à M. S. d'amener à la clinique le petit animal que sa femme aimait tant.

Il hésite longuement.

« Si elle ouvrait les yeux et qu'elle le voyait, elle serait si contente qu'elle pourrait en mourir… »

Mme Albertine C.

Un cancer pour la vie

« Si j'ai un cancer pour la vie, alors je préfère mourir ! »

Et du ton où elle le dit, on ne peut s'empêcher... de rire !

C'était son but d'ailleurs.

Elle est à la fois touchante et cabotine, émouvante et truculente, angoissée, hilarante, tragique et gaie.

Pied-noire, quoi !

Avec, par moment, un petit accent désopilant à la Marthe Villalonga. Surtout quand elle parle de ses hommes :

« Alors là, je lui dis : "Mon fiiiiiiiils, arrête de picoler !" Et à mon mari : "Si tu casses le service en porcelaine de ma mère : je te TUE !"

En fait, je m'en fous, s'il le casse. Après tout, qu'est-ce que ça peut faire ? Mais au moins, comme ça, il fait attention !

Mon mari, quand je lui parle comme ça, il rigole. Il me dit qu'il m'aime comme je suis. On est ensemble depuis l'âge de 13 ans. Ça fait soixante-trois ans !

Ma famille était riche, elle le voulait pas. Lui, il n'avait rien, le pôôôôvre !

Ils lui ont d'abord dit non , puis, quand il est revenu, ils lui ont donné six mois pour avoir des meubles, et ensuite on pourrait se marier.

Eh bien, ses six frères, ils ont arrêté de travailler, et ensemble ils ont tout fait. Mais ensuite, à ma mère, peuchère, ils lui ont plus jamais parlé, la pôôôôvre !

Le service, il vient d'elle. S'il le casse, je le tue !

Mais non, je m'en fous… Quand on a le cancer, les choses, l'argent, on s'en fout, hein ?

Et au docteur, vous lui direz : "Sa poche [de colostomie], je la veux pas ! Jamais ! Plutôt mourir !"

Vous m'entendez ? Je préfère être morte que d'avoir une poche.

Mais quand même, s'il me la met, vous viendrez me voir ?… »

Damien et Mélanie R.

Love story

C'est une histoire d'il y a plusieurs années. Et je m'en rappelle chaque détail comme si c'était hier.

Une histoire incroyable.

Une histoire follement romanesque et absurdement tragique. Du genre dont on fait les grands films et qui me prend aux tripes chaque fois que je me retourne en arrière.

Damien et Mélanie avaient 30 ans et s'aimaient « depuis toujours ».

En juillet, Damien a eu mal au ventre. C'était un cancer, une tumeur gravissime, un pronostic désastreux d'emblée.

Nous avons été appelés par le cancérologue dès le diagnostic. Un diagnostic dont Damien n'a pas semblé comprendre la gravité et dont il n'a quasiment jamais plus parlé.

Un patient silencieux, un « taiseux ». Un accompagnement difficile.

Très vite, Mélanie a demandé à être suivie par la psychologue de l'équipe.

L'un et l'autre ont, à diverses reprises, évoqué leur projet de mariage.

Damien ajoutait : « Quand ça ira mieux… »

Mélanie savait que ça n'irait jamais mieux.

Un vendredi, au début du mois de janvier suivant, l'état de Damien s'est brutalement aggravé. Il allait mourir.

L'après-midi, nous nous sommes rendus à leur domicile.

« Nous voulons nous marier avant qu'il ne meure. Je veux pouvoir porter son nom », a supplié Mélanie.

Trouver les textes législatifs qui autorisent un mariage sans publication de bans.

Joindre le procureur de garde pour obtenir son autorisation en lui dictant les références de textes dont il entendait parler pour la première fois.

Trouver à la mairie un officier d'état civil qui accepte de se déplacer à domicile, avec le registre des mariages, dans l'heure, un vendredi soir, après 17 heures…

Cela vous semble impossible ? À nous aussi !

Et pourtant, cela s'est fait, en moins d'une heure.

Le frère de Damien et sa femme ont donné leurs alliances. C'est le père de Damien qui a dit oui à la place de son fils qui, déjà, ne pouvait plus parler.

Il est mort dans les heures qui ont suivi. Marié.

M. Abderrahim A.

Liberté, liberté chérie !

Il y a quelques mois, cet ancien routier de 56 ans, à la suite d'un conflit familial, a rompu avec ses proches et son département de Seine-et-Marne pour prendre la route avec son camion.

Le voilà dans le Sud, avec, en sus, un diagnostic de cancer.

Pas de famille, pas d'amis, pas de voisins, pas de collègues, pas de médecin traitant, pas d'infirmière… Personne, rien, *nada* !

Il est plutôt mal en point, aujourd'hui moins bien qu'hier mais toujours mieux que demain…

Dans les jours ou les semaines qui viennent, il aura besoin de soins lourds et complexes. Il veut partir de la clinique, rentrer « chez lui » dans son camion.

Que devons-nous faire ?

Que pouvons-nous faire ?

Il est libre.

Mais nous sommes responsables de ce que nous avons apprivoisé…

Il est parfois difficile pour nous de garantir à nos patients le plein exercice de leur liberté.

Leur donner la possibilité de vivre selon leurs choix, nous sommes là pour cela.

Mais cela implique que nous acceptions parfois une certaine « prise de risque ».

Où se termine le respect d'autrui et où commence la non-assistance à personne en danger ?

Nous allons négocier avec M. A. Une liberté « surveillée » : essayer de trouver une infirmière libérale qui accepte de venir dans son camion et de travailler de façon « atypique », lui proposer des rendez-vous rapprochés et tisser des liens toujours plus serrés qui nous attachent à lui pour qu'en cas de nécessité, ils puissent faire office de filet de sécurité.

M. Robert G.

Il faut manger pour vivre

Tout a commencé le 15 août dernier, à Millau.

Championnats du monde de pétanque.

Et attention, il n'est pas là comme spectateur ! Il joue ! Avec toute son équipe de « collègues ».

L'affaire de toute une vie !

Sa femme est là aussi, bien sûr ; sa partie à elle, c'est le soutien moral et logistique.

Et on peut dire qu'elle n'aura pas fait le voyage pour rien, parce que, du soutien, il va en avoir besoin…

C'est elle qui, le matin des épreuves, l'envoie devant la glace : jaune comme un citron.

« Quand j'ai vu la couleur, je me suis dit que j'étais foutu ! »

Cancer du pancréas métastasé. Effectivement, c'est foutu.

« Et ça a commencé. Tous les jours, un cran

de plus à la ceinture. C'est le pire, un truc que je ne souhaite à personne. »

Manger est devenu un rêve et un cauchemar.

C'est parce qu'il sait qu'il faut manger pour vivre qu'il ne vit plus que pour manger.

Rien ne passe, et c'est un tel stress qu'on lui a proposé de le perfuser.

Mais il ne veut pas *être nourri*, il veut *manger*...

Toute la journée, il pense à ce qui lui ferait plaisir.

Sa femme court, cuisine, apporte, réchauffe. Logistique et soutien moral...

Mais une fois devant l'assiette, ce sont nausées et écœurement, angoisse et déprime.

Tous nos choix thérapeutiques n'ont plus qu'un seul but : lui permettre de manger. Un peu.

Avant-hier : rien.

Hier : café-biscotte, compote, bouillon-purée. Un sourire !

Aujourd'hui : 300 grammes de brandade et une banane. Il est debout, coiffé, propre, radieux. Il a décidé de partir en promenade ; tant pis pour les « collègues » qui doivent passer.

Il a mangé. Il est vivant. C'est bon !

Acculturation

À Narbonne, pour le père on dit *maniaque*.

Pour la mère, c'est *maniague.*

Le pitchoun, il est *maniaguet.*

Si vous l'aimez vraiment beaucoup, il deviendra *maniagou.*

C'est un terme plein d'affection qui dit à la fois la tendresse, la gentillesse et qui, dans la bouche des soignants, est pour moi synonyme du « care » *des Anglais. Je prends soin de toi…*

Mme Maria S.

On ne va pas en faire tout un roman

Accrochés au porte-manteau, il y a une robe de chambre rose à pois marron à côté d'un blouson gris surmonté d'une casquette du même ton.

Avant même d'entrer dans la chambre, juste en regardant ces quelques vêtements suspendus, il me semble les connaître.

Ils sont âgés et ils s'aiment. Chaque jour, M. S. vient faire à sa femme une vraie visite. Pas juste entrer et sortir sans même enlever la casquette.

Mme S. est une petite dame ordonnée et méticuleuse. Sa jolie robe de chambre, soigneusement suspendue, le dit pour elle. Chez elle, j'imagine qu'on pourrait manger par terre.

Ils habitent un petit village, et « avant » monsieur jouait aux boules chaque soir avec ses « collègues ». C'est sa casquette qui me l'a dit.

Ils n'ont pas beaucoup de moyens. Les vêtements sont élimés, on voit qu'ils ont longuement servi. Petite retraite : viticulteur ou ouvrier agricole ?

Madame s'appelle Maria et a des pois sur sa robe de chambre…

Pousserais-je l'imagination jusqu'à en déduire qu'ils sont espagnols ?

Oui, chef !

Vous avez fait des études de médecine.

Vous avez donc longuement appris le fonctionnement du corps humain et quelques-uns de ses dysfonctionnements.

En conséquence de quoi, vous êtes censé savoir diagnostiquer quelques maladies et peut-être même en soigner certaines.

Si vous avez ouvert l'œil pendant vos stages, vous avez aussi appris deux ou trois choses sur les relations humaines.

Cela peut-il éventuellement faire de vous un chef ?

Vous ne voyez pourtant aucun lien entre la longueur de vos études et vos éventuelles capacités à faire vivre une équipe, à motiver les gens, à gérer les conflits, à savoir recruter… Et là encore, un simple regard en arrière sur vos années passées dans divers services hospitaliers confirme cette intuition : un bon médecin ne fait pas nécessairement un bon chef, alors que d'autres personnes, avec beaucoup moins d'années d'étude au compteur, ont cette capacité naturelle.

Et puis voilà, il y a eu le Canada.

Vous y avez découvert, en théorie et en pratique, que l'organisation hiérarchique verticale qui prévaut chez nous n'est pas le seul mode d'organisation possible du travail en équipe.

On peut aussi proposer à des adultes de mettre en commun leurs diverses compétences pour essayer d'atteindre un objectif déterminé.

Les responsabilités sont partagées et vous avez ainsi l'occasion de découvrir que Géraldine est infirmière et que c'est elle qui est la garante de la rigueur du travail de l'équipe, que Monique, elle aussi infirmière, sait mener efficacement un entretien d'embauche, que Françoise, en plus d'être psychologue, peut assurer avec brio les relations extérieures de l'équipe, que vous êtes congénitalement incapable de gérer correctement un conflit et que presque tous vos collègues savent dire non mieux que vous.

En résumé, vous découvrez plein de choses que vous auriez pu ne jamais soupçonner.

Vous apprenez d'ailleurs aussi qu'il est toujours inconfortable pour une équipe de ne pas avoir quelqu'un qui décide de tout et qui est « le chef »... Mais, au final, vous pensez que cet inconfort pousse à se dépasser et qu'il fait grandir tout le monde.

C'est pourquoi vous vous refusez énergiquement à être le chef...

Du côté des familles

On dit toujours : Les gens meurent seuls.
Les vieux sont abandonnés.
Les familles ont démissionné.
Nous sommes dans un monde de solitude.
C'était mieux avant…

Eh bien moi, je vous dis que CE N'EST PAS VRAI !!
Là où je travaille en tout cas…

Les familles, elles sont là !
Déchirées et souffrantes parfois,
unies et disponibles d'autres fois.
Certaines sont révoltées et en colère,
d'autres se sentent impuissantes
et d'autres encore voudraient tellement bien faire.

Elles sont parfois usantes, envahissantes ou exaspérantes,

mais, bien plus souvent, elles sont touchantes et émouvantes.

Et, presque toujours, elles sont là ; elles donnent immensément de leur temps, de leur énergie, de leur amour.

Je les admire.

Le fils de Mme A. (une femme qui n'est pas commode, et ça ne doit pas dater d'hier...) : « Aujourd'hui, je peux lui tenir la main, parce que c'est mon jour de patience. Sinon, je reste là-bas, dans le fauteuil. »

Les sœurs de M. M. : l'une l'a pris chez elle depuis qu'il est moins bien et l'autre vient chaque jour le faire manger pour que son aînée puisse aller travailler. Il vient d'être hospitalisé, elles sont là toutes les deux.

Mme P. va rentrer chez elle demain. Non merci, elle n'a pas besoin d'aide à domicile. Elle habite chez son fils et c'est sa belle-fille qui l'aide à faire sa toilette chaque matin. C'est comme ça depuis des mois et, d'ailleurs, elle ne voudrait pas que ce soit « une étrangère ».

Mme S. est espagnole, comme son mari qui passe toutes ses journées à côté d'elle sans rien faire. Juste à la regarder. À être là.

Quand M. L. a été hospitalisé, sa femme nous a écrit qu'elle ne le reprendrait pas. Elle est épuisée, elle en a marre, il est agressif, elle ne PEUT plus. Lui ne veut pas entendre parler de vivre ailleurs que chez lui, avec sa femme… Ce qu'elle accepte tout simplement quelques jours de repos plus tard.

La famille de Mme F. est agitée, anxieuse et nombreuse. Est-ce qu'elle a mangé ? Est-ce que le kiné est passé ? À quelle heure est prévu cet examen ? Lui avez-vous donné ses médicaments ? Surtout, ne lui parlez pas de sa maladie, et encore moins des soins palliatifs…

Mais sans eux, qui lui apporterait ces petites douceurs qui améliorent l'ordinaire ? Qui la stimulerait pour l'inciter à se lever ? Qui lui ferait la lecture ? Qui la ferait rire ?

M. P. est malade depuis plus d'une année maintenant. Il continue néanmoins de travailler dans l'entreprise qu'il a créée avec ses fils.

Ensemble, ils ont adapté leur emploi du temps à son état de santé. Les visites de chantier se font à deux, les rendez-vous sont plus espacés. Son travail, c'est sa vie. Et sans ses fils, ça ne serait pas possible.

M. B. vit seul. C'est son choix. Heureusement, frères, sœurs et voisins se relaient pour passer chaque jour voir si tout va bien…

Et vous savez quoi ? Toutes ces familles incroyables, je les ai rencontrées dans la seule journée d'hier. Une journée tout à fait ordinaire…

Mme Yvette C.

Google Earth

À 20 km de Narbonne, il y a Fleury-d'Aude.

À 9 km de Fleury, au bout d'une route en cul-de-sac, il y a Les Cabanes-de-Fleury.

Pas de médecin, pas d'infirmière, pas de pharmacie.

Au bout des Cabanes, un lotissement.

Cent soixante-cinq logements, genre camping en dur, destinés aux estivants qui viennent profiter des plaisirs de l'été méditerranéen.

Aujourd'hui il pleut, il fait froid et le ciel est si bas que le canal qui longe le village doit avoir envie, lui aussi, de se pendre.

Dans le bloc où nous nous rendons, seules cinq maisons sur une vingtaine sont habitées l'hiver. Toutes les autres sont entrées en hibernation et n'en sortiront qu'aux prochaines migrations estivales.

Village fantôme.

Au numéro indiqué, l'entrée se fait directement par une petite porte-fenêtre dans la « pièce à vivre » : un clic-clac, une télé posée sur le frigo qui n'a pu trouver sa place dans la « cuisine », une table pour deux. 12 m^2 maximum.

Dans la chambre, on ne peut faire le tour du lit qu'à condition de se mettre de profil, et dans la salle de bains il a fallu enlever la porte de la douche pour pouvoir circuler.

En été, ça doit paraître follement plus agréable qu'une tente.

En novembre, c'est sinistre.

Pendant des années, après leur départ pour le Canada, ils seront revenus là pour leurs vacances, leur petit coin de paradis.

Cet hiver, ils sont restés, car Mme C. est malade et que Santé-Québec a refusé de lui payer une chimiothérapie supplémentaire qu'elle fait donc à Narbonne.

Ni l'un ni l'autre ne se plaignent du manque de place, de confort, d'intimité, de la promiscuité, alors que la maladie semble occuper le peu d'espace disponible.

Pièce à vivre, pièce à être malade, pièce à mourir.

Pour moi, un petit avant-goût d'enfer…

On the road again

Montpellier-Narbonne : 100 km.
Une journée de travail : 200 km.
Une année de travail : 20 000 km.
Dix années de travail : 200 000 km.

Quelle drôle d'idée !

Pourtant, j'aime ces cinquante minutes de trajet. Elles sont comme un sas entre deux mondes, entre deux vies.

Le paysage est magnifique. Il y a la saison des amandiers en fleur au cœur de l'hiver, celle des genêts lumineux et celle des vignes rousses. Il y a ces deux cyprès et ce pin parasol qui évoquent la Toscane.

Bien sûr, il y a aussi les camping-cars hollandais, les semi-remorques et les bouchons des vendredis soirs d'été…

Malgré cela, cinquante minutes de silence, c'est inestimable !

Un temps pour laisser décanter la journée, pour que la maladie, la souffrance et la mort restent à la porte de la maison, mais qu'en même temps elles donnent à ma vie tout son prix.

Pour que la mort ne soit pas tentée d'en prendre trop à son aise mais pour que chaque minute compte, cinquante minutes c'est un minimum, non ?

M. Raymond A.

Sans titre

Le chirurgien lui a dit : « Vos jours sont comptés. »

Il pense que ce n'est pas un bon médecin.

« Un bon médecin, il vous regarde avec les yeux, et vous vous sentez mieux…

Lui, il m'a tué. »

M. Hubert J.

Cent ans de solitude

Vendredi, c'était son anniversaire : 69 ans.

Il était détendu, nous avons bavardé un bon moment.

Aujourd'hui, il meurt. Son agonie est un combat.

Il lutte, il est agité, confus. Sa peau se marbre, il va mourir. Il parle une langue qui n'est plus la nôtre et semble avoir tant de choses à dire, des choses tellement urgentes.

Nous tendons l'oreille, la main.

Au-delà de ce verbe impénétrable qui nous sépare, notre commune humanité nous rapproche. C'est peu et déjà beaucoup.

Il veut rester debout. Au propre et au figuré.

Pourtant, je voudrais qu'il se couche, qu'il se calme.

Qu'il accepte ? Qu'il renonce à vivre ? Qu'il se résigne à mourir ?

Sa femme est là. Elle pleure ; elle a compris qu'il meurt. Mais elle ne comprend pas qu'il meure comme ça. Elle aussi voudrait qu'il se couche.

Elle a peur.

Nous sommes là.

Il est seul.

Soins palliatifs…

Mme Simone A.

La mère et le fils

Il est en colère.

Non pas parce que sa mère *va* mourir, mais parce qu'elle *veut* mourir.

Une décision mûrement réfléchie… Cela fait des jours qu'elle nous le signifie en refusant soins et traitements.

Ce matin, elle a arraché sa ligne de dialyse, ligne de vie symbolique.

Elle a aussi exigé que son refus de soins soit inscrit dans son dossier médical… Et elle a vérifié que c'était fait. Mot à mot.

Elle est née en 1926. Elle a 81 ans et une volonté de fer.

Elle n'atteint pas les 45 kg et ne quitte pas son lit. Le moindre mouvement la fait souffrir, mais elle continue de refuser tous les antalgiques. Elle est diabétique, hémiplégique, artéritique, dialysée, gangrenée, mais c'est elle qui décide. Et elle seule… Sa lucidité et sa détermination impressionnent.

Son fils est très en colère : « Si elle mettait autant d'énergie à vivre qu'elle en met à mourir, elle serait chez elle en huit jours ! »

Devant elle, ce monsieur très digne d'une cinquantaine d'années redevient le petit garçon qu'il n'a jamais cessé d'être pour elle. C'est dur. Il lui en veut. Pourtant, il l'aime. Il lui faudra du temps, mais il finira par accepter le choix de sa mère.

Parce qu'il l'aime.

Refuser les soins comme un ultime défi lancé aux proches et aux soignants.

« Allez-vous accepter mon choix, m'accompagner dans ce choix ? »

« Êtes-vous capables de construire avec moi une relation qui ne passe pas par le soin ? »

« Pouvez-vous aider mes proches à comprendre que je veuille, par ce geste, me retrancher d'un monde des vivants dont, déjà, je ne fais plus tout à fait partie ? Et que, pourtant, je les aime ? »

« Votre équipe sera-t-elle assez forte, assez unie, pour résister aux tensions et aux conflits que ma décision va provoquer ? »

Depuis 2005, le refus de soins est inscrit dans la loi. Il continue néanmoins de soulever de nombreuses interrogations et nous oblige à une remise en question régulière de nos pratiques.

Monique

Prendre soin

Elle s'est penchée vers la patiente. Avec une immense douceur, elle lui a pris la main.

Ensemble, elles ont choisi une huile dont l'odeur évoquait des souvenirs heureux.

Dans un peau à peau qui tiendrait plutôt du cœur à cœur, elle l'a approchée, touchée.

Et, comme presque chaque fois, la magie a opéré.

Le corps blessé, meurtri, abîmé, s'est apaisé. Le lien qui l'attachait à la douleur s'est dénoué, libérant son humanité entravée.

Un sourire est revenu sur le visage tendu.

Paix du corps, paix du cœur.

Le toucher est un langage que ses mains parlent couramment.

Une langue étrangère, celle du corps de l'Autre, dont elle a l'intuition, comme une évidence.

Par son regard et par ses mains, elle *prend soin*.

Je me tais, je regarde, j'écoute, j'apprends, je remercie.

Mme Catherine V.

Eyes wide shut

Elle est allongée, immobile, les yeux grands ouverts, le regard fixe.

Une momie au regard de sphynx.

Un regard tout entier tourné vers l'intérieur.

Sa sœur est angoissée, agitée, perturbée. Elle parle beaucoup, vraiment beaucoup. Et, sans doute pour se rassurer, elle me touche sans arrêt. J'ai horreur de ça…

Elle a des yeux de noyée.

Son mari est agressif et revendicatif.

Comment donner du sens à cette vie de gisant ? À cette présence-absence ?

Le monologue est pour lui un art de l'impossible.

Pourquoi ne pas lui mettre de la musique ? Créer pour elle un univers rassurant qui puisse se passer de mots ?

Nous découvrons alors que son mari est compositeur. Et c'est sa musique qui va alors accompagner sa femme dans son silence, dans son éloignement progressif du monde des vivants.

Les mots de sa sœur et les notes de son mari.

Le silence de Catherine leur fait une place.

Dans ces moments, chacun fait comme il peut. C'est ce que j'aime dans ce travail d'équipe mobile : prendre le temps de découvrir avec les personnes que nous rencontrons ce qu'elles peuvent, ou ne peuvent pas, les laisser dire leurs limites, leurs peurs, leurs désirs. S'apercevoir avec elles qu'il y a tant de manières possibles d'être là, d'accompagner, d'aimer.

Parler, écouter, toucher, téléphoner.
Coiffer, laver, parfumer, masser.
Écrire, lire, dessiner, raconter.
Rire, prier, se taire, inventer…
Être là.

M. Dominique C. (1)

La vie suspendue

Il est venu lui-même nous ouvrir la porte.

Il y a trois ans que nous le connaissons. C'est un patient très attachant.

C'est la première fois que je le vois debout. Il est plus petit que je ne le pensais.

Physiquement, il y a des mois, voire des années, qu'il n'a pas été aussi bien.

Il y a dix-huit mois, il était paraplégique suite à une compression médullaire métastatique, et aujourd'hui il marche seul.

La douleur est parfaitement contrôlée par la pompe à morphine. Il est moins somnolent que la dernière fois et a récupéré presque toute son autonomie physique.

Pourtant, il va mal.

Malgré les multiples traitements, il est envahi

par une immense angoisse de mort qui ne l'a pratiquement pas quitté depuis l'annonce du diagnostic il y a plusieurs années.

Il en est resté comme sidéré.

Depuis ce jour, la peur de mourir semble être devenue sa seule raison de vivre (de survivre).

Aucun projet, aucun plaisir, aucun désir. Seulement la peur.

C'est en tout cas ce que je ressens à chaque consultation.

Tant de patients rêveraient de ce cadeau : quelques mois, quelques années, un peu de temps…

Il n'a pas 60 ans.

Il ne vit pas, il dure.

M. Albert R.

God save the queen

C'est vrai qu'il ressemble à l'acteur britannique Hugh Grant, la rumeur me l'avait annoncé.

Mais Hugh Grant sans ses apparences légères de dandy charmant, serait-il encore Hugh Grant ?

Or cet homme a souffert, souffre encore. Cela se voit. Chaque trait de son visage est marqué, creusé, taraudé par cette douleur. Il porte des stigmates de la maladie qui le font paraître plus vieux que sa petite cinquantaine.

Je sais peu de choses de lui, car la communication est difficile. Il est allemand, ne parle pas le français et quasiment pas l'anglais.

Ce barrage de la langue, que nous rencontrons fréquemment chez nombre de patients de pays voisins qui ont choisi de s'installer dans la région, est une difficulté supplémentaire lors de la confrontation avec la maladie grave.

Moins de paroles, moins de liens, moins de soins, car comment puis-je te soulager si tu ne peux me dire comment tu souffres ?

La femme de ce patient parle anglais : elle sera son interprète.

Comme souvent, les liens se créent avec elle, vite et fort.

Le soulagement de pouvoir communiquer, de se faire comprendre est si grand qu'il noue immédiatement une relation plus dense, plus confiante et plus personnelle.

J'ai retrouvé ce lien particulier avec beaucoup de nos patients anglophones.

J'ai une petite faiblesse pour eux… !

God save the queen !!

Mme Martine F.

Une famille formidable...

Il y a des semaines qu'elle est hospitalisée.

Elle aimerait juste partir quelques heures en permission : quitter la clinique, passer un après-midi dans sa maison, retrouver son jardin et son chat.

C'est une femme simple. Ses traits rudes, ses mains abîmées et sa voix cassée en témoignent : la vie n'a pas dû la ménager. Pas plus d'ailleurs que les deux hommes qui l'entourent et qu'elle porte encore à bout de bras malgré la maladie.

Son mari : paniqué de découvrir que le roc sur lequel il s'est toujours appuyé peut faire défaut. La seule évocation de ce projet de permission lui paraît un défi gigantesque, impossible à relever.

Son fils : bien que majeur depuis au moins quinze ans, il ne s'est pas décidé à quitter ses parents. Aujourd'hui, il voudrait seulement que Maman vienne le voir danser le flamenco au foyer municipal samedi à 22 h 30.

Mme F. mourra sans avoir pu revoir son chat…

Elles sont si nombreuses, ces familles qui peinent à s'adapter aux bouleversements provoqués par l'irruption de la maladie grave.

Ces fragiles mobiles tout entiers déstabilisés lorsqu'un seul de leurs éléments est touché.

Certes, nous sommes là pour les patients, mais aussi pour leurs proches.

Veiller à ce que le mobile puisse, un jour, retrouver (sans trop de dégâts si cela se peut) un nouvel équilibre quand la bourrasque aura passé.

Ensemble, c'est tout

Chaque tribu a ses rites. Tous les deux mois, nous nous réunissons pour travailler une journée ensemble.

Nous avons aussi le « staff patients » du lundi, le café de 9 h, la supervision, les petits gâteaux divers et variés, le bilan d'activité, les cafés de 11 h, 14 h et 16 h, les fiches de premier appel et de résumé des actes, le déjeuner et le goûter... Bref, nous aimons beaucoup les rites.

Aujourd'hui donc, réunion bimestrielle, une semaine avant Noël.

Il s'agit de faire le point sur le travail des mois écoulés et de préparer celui des mois à venir.

Mais l'essentiel n'est pas là...

Dans un souci d'aborder les fêtes de Noël dans les meilleures conditions, nous avons décidé de nous contenter de « tapas de Noël » pour le déjeuner.

Foie gras préparé par Françoise : tous les autres vous paraîtront quelconques ensuite.

Saumon carvi d'Agnès : un petit goût d'ailleurs.

Gougères de Monique : parfaites avec le muscat.

Pains variés de Martine R. : figue, olive, sésame, blé germé (si, si, vraiment tout ça !).

Tiramisu aux marrons de Martine S. Mais peut-on faire un tiramisu aux marrons ? Pourquoi pas du cochon bourguignon ? (C'est vrai, d'ailleurs, pourquoi pas ?)

Tarte aux cerises de Maryse : parfum du Limousin, on se croirait en été.

Avec des fruits, quelques truffes au chocolat, une bonne bouteille offerte par le mari d'une patiente et quelques bons fous rires.

C'était PARFAIT !

Les rites, c'est très important…

P.-S.

– Pourquoi les blondes mettent-elles des bouteilles vides au frigo ?

– Pour quand elles n'ont pas soif !

(Françoise)

Christophe

Un job de rêve

C'est un job où il y a beaucoup de coups à prendre.

Un job qui prend du temps (le jour et la nuit, la semaine et le week-end, les jours fériés et les congés).

Ce n'est pas un job particulièrement prestigieux, à moins de travailler dans un grand CHU parisien.

C'est un job qui demande patience, humilité, diplomatie, écoute, volonté, disponibilité, compétence et goût des autres.

C'est un job où l'on vous reprochera souvent d'en faire trop… ou pas assez.

Un job pour lequel il faut savoir stimuler et apaiser, proposer et s'interposer, valoriser et négocier, inciter l'un et calmer l'autre, et surtout… persévérer.

C'est un job dont vous aurez souvent la tentation de démissionner, mais ce n'est pas possible.

C'est un job pour optimiste qui nécessite une foi à déplacer les montagnes.

... et c'est un job bénévole !

Vous croyez que ce boulot n'existe pas ?

Vous croyez qu'il n'existe personne pour exceller à un tel poste ?

Vous pensez peut-être qu'il s'agit de travailler dans une équipe mobile de soins palliatifs ?

Ce job de rêve ?

Président de la CME[1].

Chez nous, c'est Christophe.

1. Conférence Médicale d'Établissement : instance qui réunit les médecins et qui, en les faisant travailler ensemble, doit leur permettre de participer à la vie de l'établissement dans lequel ils exercent.

M. Étienne V.

La vache et le prisonnier

Toute la journée, il arpente les couloirs tirant Marguerite derrière lui.

C'est un homme charmant à la courtoisie un peu désuète. Il aime avoir de la compagnie et, dans les couloirs d'une clinique, les occasions ne manquent pas de pouvoir faire un brin de causette. Il rompt ainsi avec l'isolement qui prévaut dans les services de soins où l'alignement des portes fermées est habituellement la règle.

Marguerite est sa « vache à lait », cette poche d'alimentation par perfusion qui l'accompagne partout. C'est lui qui l'a baptisée comme ça.

Il se propose d'ailleurs de la ramener à la maison le jour venu.

« Le jardin est grand, elle y aura de l'herbe en quantité », dit-il avec humour.

Mais alors qu'à l'approche de Noël, nombre de patients, même ceux dont l'état est le plus précaire, demandent à rentrer chez eux, lui nous supplie de le garder.

Non pas qu'il appréhende des fêtes solitaires, bien au contraire. L'affluence de sa nombreuse descendance venue lui témoigner son affection l'effraie. C'est à la clinique, et au compte-gouttes, qu'il recevra son petit monde.

Il fera, avec malice, semblant d'être prisonnier de Marguerite…

Se prendre pour le père Noël

Le lundi matin, c'est « staff patient ».
Reprendre en équipe chaque dossier.
Discuter et analyser chaque situation.
Organiser l'emploi du temps de la semaine.

Ce matin c'est lundi, mais c'est aussi le 24 décembre, veille de Noël comme chacun sait.

Nous ne sommes que trois : c'est moins que d'habitude. Le téléphone sonne sans arrêt, encore plus que d'habitude.

Des patients hospitalisés voudraient sortir, au moins en permission ; d'autres, à domicile, s'inquiètent en cette période de fête.

Il faut rassurer, organiser, anticiper, coordonner.

Trouver un ambulancier pour ce patient, un fauteuil roulant à prêter à celui-ci, de la morphine buvable pour cet autre…

Il y a ceux qui voudraient coucher chez eux cette nuit et ceux qui se sentiront plus rassurés de pouvoir revenir dormir à la clinique ; ceux qui aimeraient un réveillon au champagne et ceux qui demandent une permission de minuit…

L'activité est intense et complètement morcelée, mais c'est Noël. Le dernier pour beaucoup de nos patients.

Tant de vœux à exaucer, tous le même jour… Un peu comme le père Noël !

Tout à coup, en début d'après-midi, à l'heure des premiers départs, notre journée de travail s'arrête brusquement, bien plus tôt que d'ordinaire.

Nous nous trouvons les bras ballants.

C'est une sensation de vide un peu bizarre… Sans doute ce que doit ressentir le père Noël au soir du 25 décembre !

Chronique (1)

Ch. 273

Après plusieurs épisodes convulsifs, M. N. a été endormi. Il ne réagit quasiment plus. Sa fille, qui le veille attentivement, a pu lui faire prendre deux compotes.

Ch. 274

M. V. est dans une forme presque olympique.

Depuis une semaine, il prend un nouveau traitement pour essayer de diminuer une intense sensation de fatigue. C'est efficace au-delà de nos espérances… et des siennes.

Il est tellement content de se retrouver « lui-même » que, dans la glace devant laquelle il se rase, il m'envoie un baiser !

Ch. 276

M. R. rentre chez lui aujourd'hui. Sa pompe à morphine a été livrée. Il va profiter du changement de matériel pour prendre une douche. Il ne peut le faire qu'à cette occasion, une fois par semaine. Il compte bien en profiter. Se laver, se coiffer, se raser, se parfumer : tous ces petits gestes du quotidien qui, en devenant plus rares, prennent tant d'importance.

Ch. 280

M. C. est moins somnolent ce matin. Il arrive à nous parler. Plus nous diminuons son traitement anxiolytique, moins il est angoissé. Cet homme est une somme de paradoxes…

Il voudrait retourner chez lui.

Nous aurons profité de ces quelques jours d'hospitalisation pour faire le ménage dans son traitement qui en avait bien besoin.

Ch. 281

Mme D. est toujours aussi discrète, douce et gentille.

Pourtant, que de symptômes altèrent encore son confort : douleur, nausées, constipation, dyspnée, dysphagie.

Elle ne réclame rien et trouve toujours la force d'un sourire.

Sa fille lui ressemble.

Ch. 166P

M. R. est un nouveau patient. Un petit monsieur de 83 ans tout jaune, ridé comme une vieille pomme.

Il s'est brûlé les pieds chez lui en renversant son bouillon. Ses plaies sont douloureuses… plus que son cancer du foie.

Ch. 114

Mme J. a été transférée à la clinique hier.

Il y a cinq ans qu'elle lutte contre un cancer qui n'a réussi à la rendre ni moins belle ni moins intelligente.

Nous allons profiter de son séjour pour faire un point global de sa situation : revoir son traitement antalgique, améliorer les aides humaines à son domicile, organiser un rendez-vous avec la psychologue, passer du temps avec elle…

Mme C. est passée nous voir. Elle avait besoin de parler de son mari. L'avenir l'inquiète et l'empêche de profiter du présent. Nous lui proposons un café.

Une dame a fait irruption dans notre bureau.

Son père, que nous ne connaissons pas, sort aujourd'hui de la clinique. Elle est en colère. Elle trouve qu'il n'a pas été suffisamment entouré et accompagné durant son hospitalisation.

Elle a besoin de le dire à quelqu'un.

Elle a vu sur notre porte : « Équipe mobile de soutien ».

Elle est entrée…

Mme Henriette H.

Souffrance et dépendance

Quand nous sommes entrées dans sa chambre, elle a sursauté. Recroquevillée dans son fauteuil, elle ne cesse de se tordre les mains avec un regard de bête traquée.

Nous nous sommes assises et nous l'avons écoutée.

Nous l'avons écoutée nous raconter les mille et une humiliations de la perte d'autonomie, les blessures d'amour-propre que provoquent la dépendance à autrui, les innombrables petites inattentions ou maladresses d'un personnel débordé.

Elle est envahie tout entière par cette longue litanie de plaintes : les repas servis tièdes, le yaourt trop sucré, les couvertures qui ne montent pas assez haut, la tablette trop éloignée du lit, les passages bruyants la nuit…

« … Et je ne peux pas tout vous dire, sinon on me ferait des ennuis… »

Elle voit dans cette accumulation une intention délibérée de la faire souffrir. Elle a peur de parler, convaincue que personne ne la croira, « puisqu'ici tout le monde se serre les coudes » et que la malveillance dont elle se pense victime s'aggravera.

Sans son « amie de trente ans » qui nous assure ne jamais l'avoir vue dans cet état, je la penserais paranoïaque.

Assise à côté d'elle, je ne sais que lui répondre. Sa souffrance crève les yeux… et les oreilles.

Je sais pertinemment qu'il n'y a, de la part du personnel, aucune volonté de lui nuire, mais je sais aussi combien la négligence ou le manque d'empathie peuvent aggraver les blessures provoquées par la maladie et la dépendance.

C'est un défi quotidien pour les soignants : trouver la parole qui rassure, le geste qui apaise, le sourire qui réconforte, prendre le temps de partager un moment de silence.

Maryse

Pause café

J'invite tous ceux pour qui une assistante sociale est une dame en tailleur strict et chignon bien tiré, gardienne sourcilleuse du système et de l'ordre social établi, à venir rencontrer Maryse.

C'est un feu d'artifice de fantaisie, de couleurs et de talents.

J'aimerais que tous ceux pour qui un travailleur social est un baba-cool post-soixante-huitard, grand défenseur de l'assistanat et pourfendeur du système social établi, puissent connaître Maryse.

C'est une professionnelle rigoureuse, précise et compétente.

Elle est capable de s'investir dans chaque situation : écouter, comprendre, proposer des solutions.

Elle sait garder avec les patients et avec son travail la juste distance nécessaire à sa propre survie. Distance qui lui permet aussi d'enrichir la réflexion de toute l'équipe. Et modeste avec ça, puisque lorsqu'on l'en remercie, elle croit qu'on veut se moquer !

Tout pourrait nous opposer : nos histoires personnelles, nos modes de vie, nos convictions. « Celle qui croyait au ciel et celle qui n'y croyait pas », comme le dit joliment Aragon.

Au contraire, cela nous rapproche. Avec elle, je me sens enrichie, complétée.

Mme Marie-Reine C.

Les raisons de la colère

C'était noté dans l'agenda : « Voir Mme C. en dialyse pour évaluation du traitement antalgique. »

Au début, tout au moins, ce fut sans surprise :

Traitement interrompu quarante-huit heures après la prescription car mal supporté.

Soulager la douleur des patients dialysés est un défi : effets secondaires, surdosages, intolérances médicamenteuses… En général, rien ne manque… et rien ne marche.

Elle m'en informe sur un ton à la fois agressif et désabusé.

Là encore, rien d'inhabituel. La maladie chronique use les patients et abuse de leur patience.

Je m'assois en silence. Je la laisse parler.

Et elle parle. Pendant deux heures…

Sa colère monte par vagues successives.

Une colère ancienne (maltraitance infantile), une colère plus récente (la dialyse, le cancer, la douleur), une colère conjugale (un époux défaillant qu'elle a toujours porté et qu'aujourd'hui elle ne supporte plus), une immense colère sociale (un surendettement auquel elle ne voit aucune issue : même la mort ne la soulagerait pas, puisque ce serait transmettre cette indignité à ses enfants), une colère circonstancielle (cette infirmière lui fait mal chaque fois qu'elle la pique)…

En somme, une colère « ontologique ».

« Aussi loin que je me souvienne, j'ai toujours été en colère. »

Impossible de nous rassurer, elle et moi, en se disant que c'est une des fameuses « phases du deuil » d'Elisabeth Kübler-Ross qui laissera bientôt place à une acceptation sereine. Tout ce que je pourrais lui dire ou lui proposer me semble dérisoire, inadapté.

La seule offre qui me paraisse avoir du sens, c'est le temps.

Être là deux heures aujourd'hui.

Revenir un jour prochain.

Héros ordinaires

Le médecin leur a dit qu'on allait venir à la maison. Qu'il fallait nettoyer.

Il paraît qu'ils l'ont fait.

Je suis bien contente qu'il n'y ait qu'une chaise pour trois. Par souci d'égalité, nous pouvons tous rester debout.

J'aimerais autant ne pas poser mon sac. Ni sur le plancher inégal dont les trous sont mal recouverts par de vilains bouts de linoléum dépareillés, ni sur la toile cirée sur laquelle paressent des colonies de mouches entre les reliefs séchés des repas précédents.

Je préférerais aussi, si c'était possible, ne pas m'asseoir sur le grabat de M. D. Un vieux matelas défoncé et creux dont la propreté n'est plus douteuse depuis longtemps.

Le crépi s'accroche vaillamment au mur, soutenu par des lambeaux de papier peint défraîchis, et le plafond est un exemple concret de réalité virtuelle.

Cette unique pièce sent l'humidité, le sale, la vieille soupe et la maladie. Elle sent la misère, le logement insalubre et la fin de vie.

M. D. est recroquevillé sur son lit. C'est un vieillard de 42 ans. La seule chose qu'il parvient à nous dire, c'est qu'il veut rester chez lui.

Dont acte.

Tout au long de cette conversation, sa femme est restée dissimulée derrière un rideau dans un petit cagibi attenant à la pièce où nous nous tenons, ne laissant voir que son visage et une main tenant un balai. Elle est restée là, sans bouger ni parler.

Ici, celle qui commande, c'est la mère du patient. Elle commande à tout et à tous. Rien ni personne ne peut franchir le seuil de sa maison sans enjamber ou contourner son imposante silhouette et son barrage de questions.

C'est elle qui va superviser la logistique des soins que nous allons mettre en place avec l'équipe soignante libérale.

M. D. a besoin d'une perfusion d'alimentation. C'est un soin un peu technique. Sûrement pas le choix le plus adapté vu la situation, mais le seul qui soit accepté par le patient qui refuse toutes les autres solutions de renutrition.

Ça n'a pas l'air simple ? C'est normal, ça ne l'est pas…

Le médecin traitant et les infimières sont présents, impliqués et soutiennent le projet.

Ce sont eux qui vont le rendre possible.

Héros anonymes et discrets de la vie ordinaire…

M. Arnaud T.

Surprise, surprise...

Il est allongé sur son lit, tout habillé.

À côté de lui, il a posé sa valise.

Il est prêt, il attend l'ambulance.

Aujourd'hui, il rentre chez lui.

Il a été hospitalisé pour une compression médullaire par une métastase osseuse inopérable. En quelques jours, il a perdu l'usage de ses jambes et une grande partie de son autonomie.

Il ne retourne pas chez lui comme il en est parti.

Malgré tout, il est souriant et un éclair de malice illumine son regard.

Je vérifie avec lui que tout est prêt à la maison : « Tout ira bien, ne vous inquiétez pas ! », me dit-il d'un ton jovial.

Et dans un éclat de rire, il ajoute : « Ma femme ne sait pas que je rentre, je ne lui ai rien dit… C'est une surprise ! »

C'est sûr, pour elle, ça va être une surprise… peut-être même un choc !

Il y a plusieurs jours que nous n'avons pas vu Mme T. et, avec elle, nous avions juste évoqué l'idée de ce retour.

Je m'en veux de gâcher le plaisir de M. T., mais je lui propose quand même de la prévenir… « pour être sûre qu'elle soit à la maison quand vous arriverez ».

Il convient, à contrecœur, qu'en effet c'est plus prudent, et me regarde en hochant la tête.

Je ne sais ce qu'il regrette le plus : que les femmes aient si peu le sens de l'humour ou que les « toubibs » soient tellement rabat-joie… Peut-être les deux !

Des hommes et des dieux

C'est la première fois que cela nous arrive.

Il était hospitalisé « chez nous » depuis deux mois. Tout le monde l'aimait et je crois qu'il nous le rendait bien, même s'il ne pouvait pas parler.

Il est mort.

On n'a trouvé personne à prévenir.

Personne.

Pas de famille, pas de proches, pas d'amis.

Personne.

À cause de son nom, on a appelé l'imam.

Il mangeait du porc et n'avait pas fait le ramadan.

Mais on a quand même appelé l'imam.

Ils sont venus à trois. Ils se sont occupés de la toilette funéraire et des papiers.

Nous l'avons rendu à une communauté d'hommes.

Nous ne sommes pas dupes.

Cette communauté, il ne l'avait pas choisie. C'est nous qui l'avons fait pour lui.

Et c'est d'abord sans doute pour nous.

Pour que tout ce temps passé à soigner ce corps mutilé, à tisser des liens avec cet homme meurtri, ne mène pas seulement à la solitude du carré des indigents.

Pour que quelqu'un prenne soin de lui dans la mort comme nous avions essayé de le faire de son vivant.

Bien sûr que c'est seulement (?) symbolique.

Bien sûr que c'est d'abord pour nous. Nous, les vivants, qui avons besoin de donner du sens.

Ça m'a fait du bien de le voir partir « accompagné ».

Le binôme

« Je me demande pourquoi elles vont toujours par deux, comme les Dupond(t) ou Artémise et Cunégonde…

Une paire de blondes, parfois un monsieur, avec un accent exotique.

Elles se ressemblent toutes, j'ai du mal à les reconnaître.

Elles prennent un siège et elles s'assoient. Ça me plaît, car je peux voir leurs visages, c'est à ma hauteur, et puis, si elles s'assoient, c'est qu'elles vont rester un moment.

Ça me change de tous ces gens qui entrent et sortent à toute vitesse sans jamais s'arrêter. »

« Elles me regardent, elles me sourient, elles me demandent comment je vais aujourd'hui.

C'est une question difficile, je n'ai pas tellement envie d'y réfléchir, ni d'en parler d'ailleurs. Je vois bien que ça ne va pas de mieux en mieux… Elles doivent bien le voir aussi. »

« Elles veulent "prendre soin" de moi. Quelle drôle d'idée ! Je trouve ça bizarre, je n'ai pas l'habitude.

À certains moments, ça me fait du bien, ça me rassure : quelqu'un s'intéresse à moi, me regarde avec attention.

À d'autres moments, ça m'agace : je préférerais être seul, qu'elles arrêtent de me questionner, qu'elles me laissent mourir tranquille. »

« Elles voudraient tout savoir : comment est ma douleur, mon moral, ce que je ressens, ce que j'en pense… Qu'est-ce que j'en sais, moi ? Elles disent que c'est moi qui sais le mieux. Personne ne m'a jamais dit une chose pareille ! À quoi ça leur sert d'avoir fait des études ? Pourtant, c'est un peu vrai, personne ne peut comprendre… »

« Et puis, leurs médicaments, ils ont bien marché, je n'ai presque plus mal. Je peux enfin penser à autre chose qu'à la douleur.

Il y en a une qui me masse la main. Finalement, ce n'est pas désagréable. Je me détends, leurs voix me bercent.

J'espère qu'elles reviendront demain. »

Dans le binôme, l'un écoute avec les oreilles et l'autre avec les yeux, dans l'espoir qu'à deux on sera plus intelligents.

Travailler en binôme, c'est aussi veiller les uns sur les autres, parce que parfois ce boulot, c'est difficile.

Mme M.
M. R.
Mme F.

Proverbes

Trois nouvelles demandes d'intervention de l'équipe aujourd'hui.

Pour trois patients du même service de médecine.

Suivis par trois cardiologues différents.

86, 89 et 93 ans.

Tous les trois sont en fin de vie.

Aucun d'entre eux n'a besoin d'une équipe de soins palliatifs.

Plus de huit ans que notre équipe est présente dans la clinique.

Plus de huit ans que nous répétons (rabâchons ?) :

– que fin de vie n'implique pas forcément soins palliatifs ;

– que la fin de vie concerne tous les soignants et qu'elle n'est pas « notre » spécialité ;

– que nous sommes là pour soutenir les équipes quand la situation le nécessite, mais pas pour les remplacer.

EXERCICE D'APPLICATION :

Cocher la réponse qui convient.

Essayer de diffuser la « culture palliative » (une des missions des équipes mobiles de soins palliatifs), c'est :

• « Cent fois sur le métier remettre son ouvrage. »

• Telle Pénélope, refaire chaque jour ce que la nuit aura défait, car « faire et défaire c'est toujours travailler ».

• Se dire que « patience et longueur de temps font mieux que force ni que rage ».

En relisant attentivement les dossiers de ces trois patients, l'une d'entre eux, démente et grabataire, présente des douleurs lors des mobilisations. Nous irons la voir et essaierons, avec l'équipe du service, de la rendre plus confortable.

Nous sommes là pour ça.

M. Christian R.

Le patient de Grâce (1)

C'est Grâce qui nous l'a amené ; elle est inquiète de le laisser rentrer chez lui dans cet état. Elle a fait sa connaissance lors de la consultation infirmière qui précède le traitement de chimiothérapie.

Quand il arrive dans notre bureau, je ne sais rien de lui.

C'est un vieillard, très maigre, qui marche avec difficulté.

Il est essoufflé, ses yeux coulent, sa bouche est une plaie.

J'hésite presque à l'interroger, tant semble pénible chacun des mots qu'il s'arrache.

Il a un cancer du poumon et des métastases diffuses. Il le sait depuis un mois.

C'est un très mauvais pronostic.

Nous parlons de sa douleur et des symptômes

qui l'accompagnent dans une grande économie de mots : les siens, parce qu'ils ont du mal à sortir, et les miens, parce que je sens que leur abondance épuiserait ses maigres ressources.

Je m'inquiète de savoir qui va l'aider chez lui.

Il me dit vivre avec ses trois enfants. Cela me rassure : un entourage familial proche est généralement un gage de sécurité pour les retours à domicile. Curieusement, cela semble l'inquiéter.

Il n'a que 55 ans, ses enfants 19, 18 et 11 ans. Pas de mère.

Il a une silhouette d'arrière-grand-père et il est l'unique parent d'enfants jeunes.

Cette histoire sera difficile, je le pressens.

M. Christian R.
(six jours plus tard)

Le patient de Grâce (2)

Malheureusement, il n'aura pas fallu longtemps pour donner raison à mon intuition.

Ce week-end, M. R. a été hospitalisé en urgence par le remplaçant de son médecin.

Il a été amené par les pompiers.

Quand je vais le voir, il est confus, désorienté, et la communication est presque impossible.

Métastases cérébrales ?

Syndrome de sevrage alcoolique ?

Troubles métaboliques ?

… Et ses enfants ? Où sont-ils ? Que font-ils ? Que savent-ils de la gravité de la situation ?

Tout au long de la journée, pour tenter de répondre à ces questions, nous essayons de reconstruire le puzzle d'une existence traversée de ruptures.

Scanner cérébral, coup de fil au médecin, bilan biologique, entretien avec l'assistante sociale de secteur, message sur le portable du fils aîné…

Patiemment, nous glanons quelques bribes d'informations qui ne sont pas de nature à nous rassurer.

Et toujours des questions :

– Quelle est notre place d'équipe mobile dans cette enquête étiologique (quelle est la cause de son état actuel, brutalement dégradé ?) et sociale (qui prend soin des enfants ? de qui ou de quoi ont-ils besoin ? sur qui peuvent-ils compter ?) ?

– Qu'aurait souhaité M. R. ?

De temps en temps, nous sommes confrontés à ces situations douloureuses. Les ruptures de vie successives ont conduit à un isolement que la maladie rend insoutenable.

Il est plus rare qu'une aggravation aussi rapide nous prive du temps nécessaire pour tisser des liens et comprendre ainsi la place que le patient souhaite nous voir occuper.

P.-S. M. R. est décédé le lendemain sans que nous ayons pu avoir de contact avec ses enfants.

Sentiment d'inachevé.

Mme Anna B.

La chambre du fils

Dix-sept ans qu'elle vit avec le cancer.

Huit ans qu'elle survit à son fils, mort à 22 ans dans un accident de voiture.

Douleurs mêlées, tissées, enchevêtrées, qu'elle-même semble confondre dans un unique océan de souffrance.

La douleur physique provoquée par la névralgie faciale est recouverte, submergée par la douleur totale d'avoir perdu son unique enfant.

Son mari est là. Absent à lui-même quand elle évoque leur fils, touchant par son application à espérer quand on évoque les traitements qui pourraient améliorer la neuropathie de sa femme.

« Il aimerait tant que j'aille mieux », nous dit-elle, résignée à être empêchée par la maladie de lui accorder ce qu'il souhaite.

Elle semble cependant soulagée de voir son hospitalisation se prolonger, loin des nombreuses sollicitations amicales (« Une maison dans le Sud, des amis pour la vie… », me dit-elle dans un de ses trop rares sourires), mais surtout comme un temps de répit, loin de la chambre du fils.

Un temps qui permettrait de dénouer un peu l'écheveau de souffrances qui l'emprisonne et qui donnerait aux traitements une chance d'alléger — un peu — le poids de son fardeau.

Que de vies aux lignes brisées quand la mienne déroule tranquillement ses courbes à peine sinueuses.

Que de douleurs mal partagées…

Que la joie est fragile…

M. R.

Merci

Nous suivons ce patient depuis deux jours. Ce matin, il n'est plus sur la liste des patients hospitalisés. Il est donc décédé cette nuit.

Hier, sa famille est venue trouver mes collègues pour leur dire que « ça » ne pouvait plus durer, qu'il fallait que « ça » cesse.

Cela arrive, de temps en temps.

Prendre le temps d'écouter la détresse, le désarroi, le sentiment d'inutilité, la culpabilité…

Redire que ce temps est celui du patient, pas le leur, pas le nôtre.

« L'agonie ne sert à rien… Et alors ? » (Isabelle Marin).

Ce n'est pas toujours facile. Parfois, les plaies sont si vives qu'il semble qu'on ne puisse être entendu ; parfois, rien ne semble avoir de sens.

Parfois, on a juste l'impression de ne pas être dans le ton, de débiter des formules creuses, inutiles, sans lien avec la souffrance extrême déposée par ces familles.

Exactement ce que Géraldine et Agnès disent avoir ressenti face à cette famille.

Il y a des jours où l'on se demande à quoi l'on sert et même si l'on sert à quelque chose…

Ce matin, avec la liste des patients, il y a un petit mot dans une enveloppe.

Déposé par la famille de M. R. juste après son décès.

Pour nous remercier.

« *Vous faites un métier difficile.*

Et vous le faites bien. »

Merci à eux de prendre soin de nous.

Mme Monique S.

Les triplettes de Belleville

Ils sont là. Tous les trois.

Il y a l'aînée, 89 ans.

C'est elle qui est malade. Pour la première fois de sa vie. Et elle semble trouver absolument incroyable et scandaleux que cela puisse lui arriver, à elle. D'ailleurs, « elle préférerait mourir que de vivre à ce prix ».

Elle n'est pas douloureuse, juste épuisée et atterrée de voir remise en cause une indépendance chèrement acquise (ni mari, ni enfant) mais dont elle a su profiter (travail, voyages…). Elle n'imagine pas une seconde devoir y renoncer.

Des choix pas si courants pour une dame de cette génération…

Il y a la petite sœur, 87 ans quand même.

Elle est venue de Marseille prendre soin de cette aînée volontaire et rebelle, « qui n'a jamais rien fait comme les autres » et sur laquelle elle semble porter un regard admiratif et sans doute un peu envieux. À peine soupçonne-t-on dans sa voix une pointe de regret de n'avoir pas été aussi libre…

Il y a enfin le « petit dernier », 80 ans tout juste.

C'est lui qui se charge des repas. Il vient trois fois par jour faire manger sa sœur et veille sur elle avec une sollicitude presque maternelle.

Je les trouve touchants tous les trois, prenant soin les uns des autres comme peut-être ils le faisaient il y a soixante-quinze ans.

Attentifs, soucieux, protecteurs.

En un mot : fraternels.

On nous dit à longueur de journaux que « le lien social se délite », que « la famille n'est plus ce qu'elle était », que « les gens meurent seuls »… Rien à voir avec ce que nous vivons au quotidien. Toutes ces familles qui se démènent, qui tout naturellement bouleversent leur quotidien, qui sont là.

Elles forcent mon admiration.

P.-S. Mes petits frères viendront-ils me faire manger quand j'aurai 89 ans ? Il va falloir que je leur pose la question.

Mme Nathalie D.

Parce qu'elle le vaut bien

43 ans, mariée, trois enfants, malade depuis cinq ans.

C'est une femme debout.

Fière, battante, rayonnante.

Ces cinq années gagnées sur la maladie sont le fruit d'un combat. Elle n'a pas cessé de lutter, tous ses traitements ont été négociés pied à pied avec l'oncologue.

Cinq ans qu'elle tire sur sa ligne de crédit avec le bon Dieu.

Elle est belle, malgré tout.

Mais douloureuse, d'une douleur qui dure, qui use, qui épuise, et qu'elle n'a pas voulu traiter jusqu'à maintenant pour ne rien lâcher à la maladie par rapport à ce qu'elle estimait devoir à ses enfants.

Aujourd'hui, c'est différent.

Elle peut envisager de prendre un traitement antalgique et accepter de dormir, de récupérer, peut-être, cette immense dette de sommeil : ses enfants sont en vacances, ce sont des « ados » qui devraient donc hiberner toute la semaine sans même s'apercevoir qu'elle en fait autant.

P.-S. *Quinze jours plus tard.*

Elle est revenue aujourd'hui pour le renouvellement de son ordonnance de traitement antalgique.

Elle venait d'aller faire des courses en ville.

Plus de douleur, pas de somnolence.

En somme, un nouveau crédit à taux préférentiel… Parce qu'elle le vaut bien !

Françoise

P.A.G.
(Poil à gratter)

Parfois, j'ai eu l'impression qu'au moment où j'appuyais sur l'accélérateur, elle écrasait le frein.

À y bien réfléchir, on ne serait sans doute pas allées bien loin si elle ne nous avait pas ralenties dans les virages un peu secs ou les carrefours dangereux…

Elle trouve souvent que « c'était mieux avant » quand je persiste avec entêtement à espérer que les lendemains chanteront.

L'histoire devrait pourtant m'avoir appris que les « grands soirs » n'ont pas d'avenir…

Le verre à moitié vide lui saute aux yeux quand je le voudrais toujours à moitié plein.

C'est qu'elle sait laisser de la place, de l'espace, du manque…

De sa place de psychologue, elle nous a appris à apprivoiser, accepter, cultiver ce manque.

Dans notre jardin commun, il pousse juste à côté du doute qui croît chez nous comme une mauvaise herbe.

Décidément, notre équipe ne sera jamais un jardin à la française, bien rangé et bien ordonné…

Elle a toujours pris très au sérieux son rôle de poil à gratter de l'équipe (« P.A.G. » pour les intimes) : c'est parfois terriblement irritant, mais impossible de rester immobile, de s'endormir, de se croire arrivé.

Sans elle, tout serait différent.

Déjà, c'est sûr, on rigolerait moins et on mangerait moins bien !

C'est le hasard qui nous a réunies à la création de l'équipe… Une bonne raison de plus pour ne pas croire au hasard !

Dix ans que nous travaillons ensemble.

Impossible d'imaginer qu'il pourrait en être autrement !

Mme Thérèse D.

Le festin de Thérèse

À 2 ans, elle a quitté l'Espagne avec ses parents.

Elle a connu la pauvreté et même la misère.

Elle a parfois dû mendier son pain.

Elle n'a jamais été une grosse mangeuse, mais la nourriture occupe dans sa vie une place tout à fait centrale.

Ce qu'elle aime surtout, c'est faire à manger.

Elle a aujourd'hui 76 ans. C'est une petite femme menue, vive et attachante, au regard pétillant de malice.

Cette année, pour Noël, elle a réuni toute sa descendance. Pendant plusieurs jours, elle s'est enfermée dans la cuisine. Elle y a préparé un repas pantagruélique, un menu d'anthologie, un véritable festin : le festin de Thérèse.

Tous ensemble, ils ont mangé, bu, ri, parlé, évoqué des souvenirs.

Le lendemain matin, elle leur a appris qu'elle était atteinte d'un cancer de l'œsophage très évolué et avec un mauvais pronostic.

Très vite, elle n'a plus été capable de manger.

Le plaisir est devenu douleur.

Son corps s'est décharné.

La nourriture est devenue perfusion, médicament.

Son sourire s'est crispé mais ne l'a pas quittée.

La maladie a souvent de ces raffinements pervers : toucher là où ça fera le plus mal et s'acharner à vous priver de ce à quoi vous teniez le plus.

Certains patients se révoltent et crient leur colère.

D'autres, comme Thérèse, semblent prendre avec détachement cette ultime vacherie de la vie.

Desproges (1)
À méditer avec le sourire

Dialogpalliatif est un forum de discussion Internet francophone destiné à tous les professionnels des soins palliatifs.

Le matin, vous mettez en ligne la situation d'un patient qui vous tracasse. Dans les heures qui suivent, des collègues de bonne volonté et aux grandes compétences vous proposent suggestions ou même solutions.

Les questions métaphysiques sont aussi les bienvenues (dans ce cas, pour les solutions, prévoir un délai...) et vous pouvez même vous contenter de lire ce qui s'écrit en classant soigneusement les messages « au cas où ».

On peut aussi y balancer un missile bien ajusté, qui, avec un peu de chance, atteindra tous vos collègues médecins droit entre les deux yeux (ou en plein cœur, c'est selon la sensibilité de chacun). D'un seul coup ! Tentant, non ?

Ce matin, le *sniper*, c'est J.-M. L., père réel et symbolique de ce forum.

Il est intelligent, incroyablement savant, cultivé et aussi très éclectique.

Ses interventions sont toujours variées, pertinentes, stimulantes et, pour tout dire, parfois un peu intimidantes.

Et voilà, aujourd'hui, c'est lui qui balance…

Et c'est intitulé : *À méditer avec le sourire !* Tu parles, Charles…

De JML
À clinique@dialogpalliatif.org

« Je hais les médecins. Les médecins sont debout, les malades sont couchés. Les médecins debout, du haut de leur superbe, paradent tous les jours dans tous les mouroirs à pauvres de l'Assistance publique poursuivis par le zèle gluant d'un troupeau de sous-médecins serviles, qui leur collent au stéthoscope comme un troupeau de mouches à merde sur une bouse diplômée. Et les médecins debout paradent aux lits de pauvres qui sont couchés et qui vont mourir et les médecins leur jettent à la gueule sans les voir des mots gréco-romains que

les pauvres couchés ne comprennent jamais, et les pauvres couchés n'osent pas demander pour ne pas déranger le médecin debout qui pue la science et qui cache sa propre peur de la mort en distribuant, sans sourciller, ses sentences définitives et ses antibiotiques approximatifs comme un pape au balcon dispersant la parole et le sirop de Dieu sur le monde à ses pieds » (Pierre Desproges).

Desproges (2)
Je me les sers moi-même avec assez de verve...

Il a raison, Desproges.

Et en plus, il le dit bien, avec juste ce qu'il faut de méchanceté.

Et ça fait juste assez mal pour qu'on sache qu'il dit vrai.

Et c'est précisément pour ça qu'on a choisi les soins palliatifs.

Parce qu'on n'avait pas envie d'être ce médecin-là, cette « bouse diplômée ».

En soins palliatifs, on a laissé en route un peu de notre superbe et, faute de prestige, on a été abandonné par le troupeau des sous-médecins serviles.

On s'est planqué au milieu d'une équipe multidisciplinaire dans l'espoir de passer inaperçu et on a essayé de traduire le gréco-romain en français courant.

Pourtant, on est toujours finalement celui qui sait, ou qui devrait savoir, ou dont les autres croient (espèrent ?) qu'il sait.

Force est de constater qu'on est toujours debout (ou au moins assis, ce qui est déjà un incontestable progrès du mouvement des soins palliatifs dans le monde : avoir réussi à faire asseoir les médecins au chevet des malades...) et que les patients, eux, sont restés couchés.

Il a raison, Desproges.

Mais il m'énerve... car, comme Cyrano : « Je me les sers moi-même avec assez de verve mais ne supporte pas qu'un autre me les serve... »

Mme Béatrice T.

Flash-back

C'est une vieille histoire.

Une histoire moche, révoltante, que les âmes sensibles ne devraient pas lire.

Un souvenir qui me hante.

C'était la fin de mes études, un de mes derniers stages, au centre anticancéreux.

Une patiente de 38 ans, atteinte d'un cancer du poumon déjà très avancé au moment du diagnostic. Enceinte de six mois. Une grossesse désirée.

Elle habite à plus de 200 km, elle est venue se faire soigner ici parce que ce chirurgien, c'est un « boss ». Son mari, maçon, n'a pas pu l'accompagner. Il sera là dans quelques jours.

Le chirurgien à l'interne (moi en l'occurrence) :

« Faites sauter le gosse, qu'on puisse commencer la chimio !

– ??? »

Lentement, je commence à expliquer à la patiente qu'il faut la traiter, mais que ce traitement pourrait être préjudiciable à son bébé, qu'il ne faut pas trop tarder mais qu'elle doit réfléchir…

Elle veut attendre son mari, garder son bébé et guérir pour le voir grandir.

Comment dire en des termes délicats et respectueux à cette femme qui vient d'apprendre sa maladie et qui est seule : « C'est vous (peut-être) ou le bébé (peut-être) » ?

Le service de gynécologie-obstétrique sollicité organise un staff pour cette patiente. Gynécologues et réanimateurs pédiatriques sont présents. Alertés par l'urgence de la situation, ils ont fait en quelques heures un travail extraordinaire.

Peut-on concilier grossesse et chimio ? Quelle chimio est-elle la moins toxique, la plus efficace ? Dans combien de temps le bébé sera-t-il viable ?

La meilleure solution semble un monitorage de la patiente et l'organisation d'un accouchement prématuré dans quatre semaines avant de débuter une chimio dont chacun se doute qu'elle a peu de chance d'être utile, tant la maladie semble agressive. Le patron de la maternité se propose de venir le lendemain dans le service l'expliquer à la patiente.

Ils sont concernés, soucieux de trouver une solution humaine.

Je me rappelle les noms et les visages de chacun d'entre eux.

Je suis la seule du centre à m'être déplacée. La honte.

Le chirurgien, écumant de colère :

« Ils n'ont pas de c…, ces mecs ! S'ils ne veulent pas le faire, cet avortement, je le ferai moi-même ! Et qu'est-ce que je ferais, moi, tout seul, avec un gosse sans mère ?

De toute façon, vous, les bonnes femmes, vous êtes toutes des hystériques !

Puisque c'est comme ça, on commence la chimio demain matin et on verra bien… »

Décision mûrement réfléchie (!) qu'il annonce sur-le-champ à la patiente qui semble soulagée de commencer un traitement dont elle n'a aucun moyen de mesurer les risques et les enjeux.

Je m'agite comme une mouche dans un bocal.

Dois-je lui laisser entrevoir les profondes dissensions qui traversent l'équipe ?

Comment lui dire en quelques heures ce que tout le monde sait : de toute façon, elle ne guérira pas, mais si elle et son mari le souhaitent, on peut essayer de faire vivre leur bébé ?

Comment puis-je lui faire entendre quelque chose de ce questionnement sans la plonger dans un désarroi total, elle qui vient se confier à cet homme ? Dois-je saper sa confiance en ce chirurgien, moi qui ne suis qu'une interne de ce service ?

Le lendemain, la chimio est branchée par des infirmières révoltées. Le chef de la maternité repart sans avoir vu la patiente, soucieux de ne pas contredire son confrère maintenant que la décision est prise, mais après avoir passé un long moment à essayer d'apaiser l'équipe.

En début de soirée, noyée par l'hydratation qui accompagne la chimio, Béatrice meurt.

Nous sommes deux avec elle (le chimiothérapeute, lui, a eu les c… de rester avec moi).

Jamais je n'oublierai le regard qu'elle nous jeta : *Pourquoi ?*

Sans doute serait-elle morte rapidement avant de pouvoir accoucher. Mais jamais dans ces conditions épouvantables d'abandon, de solitude et d'incompréhension.

Des années après, je m'en veux encore de ne pas avoir dit à cette femme de prendre sa valise et de se sauver en courant. Peut-être qu'en lui disant tout, je lui aurais donné une chance de faire son propre choix ?

J'étais jeune, inexpérimentée.

Maintenant, je saurais mieux faire face (je crois, j'espère...). C'est elle qui m'a appris, c'est un peu elle qui m'a amenée où je suis.

Elle l'a payé de sa vie.

FUMER TUE

Mme S.

(Voix théâtrale, accent pied-noir)

« Docteur, je vais me suicider, je n'en peux plus. Je vais me suicider ! »

Discrètement, son mari s'approche de la fenêtre pour évaluer la hauteur.

« Parce que vous comprenez, docteur, JE NE VEUX PAS MOURIR ! »

*

M. X.

(Voix chuchotante dans un coin du couloir)

« Ma belle-mère, vous savez, docteur, je l'évite. Ce n'est pas qu'elle soit méchante, bien au contraire. Mais elle a déjà enterré deux gendres. On dit : “Jamais deux sans trois.” Et le troisième, c'est moi. Alors, vous comprenez, je ne la fréquente pas. »

*

M. B.

Il est debout, grand et maigre.

Très maigre. Squelettique.

Il est vêtu seulement d'une chemise d'hôpital largement ouverte sur l'arrière et de ce qu'on nomme pudiquement une protection.

Dans sa main droite, il y a son pied à perfusion.

Dans la gauche, il y a son paquet de Gauloises.

Et dessus, en gros caractères, il est écrit : **FUMER TUE.**

M. Ernest R.

Le nœud

Hier, il a arraché sa perfusion. Elle a été rebranchée.

Le soir, il s'est agité. Il a été attaché.

Aujourd'hui, il a fait un nœud avec la tubulure de sa perfusion. Un nœud compliqué, prémédité, genre « nœud coulant ».

Un nœud qui l'a obligé à se lever, lui qui depuis plusieurs jours n'ouvre plus les yeux et à peine la bouche.

Un nœud qui en disait long et qui nous a cloué le bec.

Mais je suis parfois un peu lente, il me faut du temps pour comprendre… Et quand il y a des mots, ça me facilite le boulot.

Je lui ai proposé de supprimer la voie veineuse pour la remplacer par une perfusion sous-cutanée (moins agressive, plus facile à poser, pouvant être arrachée sans dommage : un « must » des soins palliatifs).

Mauvaise pioche.

Nouveau refus.

« Bon, on arrête », lui dit l'infirmière d'un ton découragé.

Juste au moment où sa famille entre dans la chambre.

Mauvaise pioche (bis).

« Comment ça, "on arrête" ? Et maintenant, qu'est-ce qu'on fait ? »

Maintenant, on réunit tout le monde. On tente d'apaiser, d'écouter, d'expliquer, de réconforter…

Comment les amener à accepter le choix de leur mari, de leur père, quand nous-mêmes avons eu tant de mal à le faire ?

Être là… prendre son temps… leur laisser le temps… ne pas brusquer… Ne surtout pas regarder sa montre… 18 h 15… Une heure de route jusqu'à la maison… Et les enfants qui sont tout seuls…

M. Paul M.

La vie est belle

Certaines consultations sont un vrai bonheur.

De ces moments de grâce qui vous donnent ensuite envie de vous accrocher les jours où tout semble aride et inutile.

Il est arrivé clopin-clopant, tirant péniblement ses 80 printemps et ses séquelles d'hémiplégie. Son visage grimaçait de douleur.

Dix jours et surtout dix nuits sans dormir, pris dans le cercle vicieux de la douleur qui engendre l'angoisse aggravant la douleur. Et qui l'amène à parler de suicide.

Derrière sa détresse affleurent néanmoins l'humour et la volonté de mettre un peu de distance entre lui et son cancer.

Il reste une heure dans le bureau. Nous sommes trois.

Convaincu d'être écouté, il se détend progressivement. Nous le sentons redevenir lui-même :

un boute-en-train qui ne peut résister au plaisir d'un bon mot, d'une blague, d'un sourire.

Le temps passe, et nous rions avec lui.

Il est en confiance, il nous fait confiance. La partie est gagnée : moins d'angoisse, c'est moins de douleur. Sa prochaine nuit sera bonne. Je peux le lui promettre.

C'est la deuxième fois aujourd'hui.

Il y a déjà eu ce matin Mme B. en chimiothérapie.

Une situation très différente, pas facile non plus.

Et ce même sentiment, après cette première consultation, que le lien s'est noué solidement et durablement.

Créer des liens : les tisser assez serrés pour assurer aux patients un sentiment de sécurité (on va améliorer ce symptôme, on sera à vos côtés, on ne vous laissera pas tomber…), mais veiller aussi à ne pas mettre d'obstacle pour respecter la liberté de chacun (c'est vous qui décidez, vous nous appelez si vous en avez besoin, vous avez le droit de tout refuser…).

La flexisécurité scandinave peut-être ?

Deux fois dans la même journée, c'est rare. Un jour faste !

En rentrant à la maison, je me dis que j'aime ce métier et que la vie est belle !!

Agnès

Casino royal

Au départ, c'était un pari.

Et je ne suis pas joueuse.

J'ai passé mon tour et laissé mes collègues faire monter les enchères.

L'idée venait de Françoise. Elle avait fait avec elle le DU de soins palliatifs. Nous avions besoin d'un médecin pour renforcer l'équipe, et Agnès était partante.

Une amie peut-elle devenir une collègue ?

Dans une équipe où les enjeux affectifs sont si forts ?

Étais-je prête à risquer une amitié précieuse ?

Olivier et Agnès sont nos meilleurs amis. De ces amis avec qui on peut envisager de partager des vacances pleines de rires et de bonnes bouffes malgré (ou grâce à ?) nos neuf enfants.

Et ce, à plusieurs reprises et sans risquer de revenir fâchés à mort.

De ces amis qui vous font même préférer de bon cœur (si, si…) Rocamadour à Séville, pourvu que ce soit avec eux.

Des AMIS, quoi !

Chaque recrutement est dans notre équipe un processus d'autogestion démocratique qui n'est pas sans rappeler le fonctionnement de l'Union européenne (avant le traité de Lisbonne, bien sûr) : pas de vote à la majorité qualifiée, mais la règle de l'unanimité avec droit de veto pour chacun des membres.

J'ai prudemment décidé de m'abstenir de donner mon avis sur l'arrivée d'Agnès et de m'en remettre à la sagesse de mes collègues.

Agnès a été recrutée.

C'était il y a plusieurs années.

J'y ai gagné une consœur rapide, efficace et stimulante, au rire éclatant et contagieux.

Cela ne nous empêche pas de partir en Irlande ensemble aux prochaines vacances…

Alors, oui ! Pari gagné !!

1er avril

La vie est un long fleuve pas si tranquille

Nous suivons en ce moment tellement de patients que notre étagère n'arrive plus à contenir tous leurs dossiers.

Des situations complexes qui demandent de la disponibilité, du temps et de la concertation.

Toutes choses qui ont malencontreusement tendance à se réduire de façon inversement proportionnelle au nombre de patients pris en charge.

Le travail est confus et morcelé.

Notre unique petit bureau évoque tour à tour une gare parisienne aux heures de pointe, la criée du port de Marseille (sans les poissonnières, bien sûr…) ou une salle des marchés un jour de krach boursier (au moins pour le volume sonore).

Conséquences immédiates pour l'équipe : moins de communication = travail insatisfaisant = tensions = conflits.

Hier, staff difficile sans cesse interrompu par le téléphone ou les sollicitations (légitimes) des familles, entraînant énervement et noms d'oiseaux.

Ce matin, sur notre bureau, une lettre de Maryse pour nous annoncer son départ.

Elle a trouvé un poste à plein temps dans une structure pour personnes handicapées.

Nous savions que, depuis quelque temps, elle cherchait autre chose.

Mais là, maintenant, c'est un coup dur…

Même si nous nous efforçons de nous réjouir pour elle de voir son projet aboutir et essayons de faire bonne figure…

Une équipe est un mobile en équilibre perpétuellement instable.

Chaque mouvement, arrivée ou départ, est source de déséquilibre.

C'est bien le moment !!!

Ce soir, encore une lettre de Maryse :

POISSON D'AVRIL !!!

C'était une blague : elle ne part pas !

J'hésite entre l'envie de la bouffer toute crue et celle de l'embrasser.

Allez, va ! Le plus économe en énergie, c'est quand même de l'embrasser. Et puis, sur Maryse, il n'y a pas grand-chose à manger !!

Mme Christiane D.

Minima sociaux

Au fond d'un long couloir sinistre et décrépit, l'odeur du tabac froid nous saisit à la gorge avant même que nous ayons sonné.

Odeur qui se mêlera à celle de la maladie dans le petit appartement sombre du rez-de-chaussée où nous entrons.

Il est 9 h 15. Nous avons rendez-vous avec le médecin traitant au domicile de M. et Mme D.

Encore engourdis de sommeil, traînant les pieds dans leurs pantoufles mais la cigarette déjà allumée, ils s'assoient avec nous autour de la petite table en formica sur laquelle s'accumulent mégots et médocs.

Les « accidents de la vie » ont visiblement fait payer un lourd tribut à ce couple d'une cinquantaine d'années.

C'était avant que le cancer de madame ne vienne aggraver une situation sociale déjà plus que précaire.

Invalidité, surendettement, handicap, dépression, douleur chronique, logement à peine salubre et isolement composent par touches successives un tableau désolant de la misère au réalisme étouffant.

Avec Maryse et le médecin traitant, nous essayons de débrouiller, dans un premier temps, l'écheveau des difficultés sociales et de la douleur, de ce qui reviendrait au docteur ou à l'assistante sociale… Est-ce vraiment possible ?

Dans un second temps, nous solliciterons psychologue et infirmière. Personne ne sera de trop.

En effet, pour ce couple, les relations humaines semblent rares et pauvres. Notre visite nous vaut des remerciements émus de Mme D. qui semble avide de contacts plus que son mari.

Dans ce quotidien que la vie semble avoir du mal à habiter, un rayon de soleil pénètre deux fois par semaine.

Depuis une précédente hospitalisation, Mme D. a fait la connaissance de deux bénévoles :

Marie-Thé et Mado. Leur seule évocation suffit à faire éclore un immense sourire et, avec des mots tout simples, s'expriment la qualité de leur présence et l'importance de leur fidélité.

Que toutes les personnes qui accompagnent ainsi les patients sans être toujours reconnues trouvent ici le témoignage de mon admiration.

Mme L.

Trois ans de retard

Trois ans presque jour pour jour après la mort de son mari, elle revient nous voir parce qu'elle voudrait comprendre.

Comprendre pourquoi nous ne l'avons pas aidée quand elle était dans la peine.

Pourquoi, en ces jours de souffrance innommable, il ne s'est trouvé personne, dans notre équipe, pour lui témoigner le minimum d'empathie qu'elle aurait estimé simplement humain de recevoir.

Elle voudrait bien qu'on lui explique pourquoi son mari est mort dans la douleur et dans la peur, alors que maintenant elle sait, par la formation d'aide-soignante qu'elle vient d'entreprendre, ce qu'une équipe de soins palliatifs aurait pu leur apporter à tous les deux.

Comment se fait-il que personne n'ait entendu

la détresse de cette femme, compris sa fuite, accueilli sa révolte ?

Toutes choses qui, sans doute, l'auraient aidée à ne plus vivre aujourd'hui dans la culpabilité de cet abandon du domicile conjugal qui avait été son réflexe de survie.

Quand elle nous a appelés, nous avons ressorti ce vieux dossier. Nous l'avons relu attentivement. Il est tout plein d'arguments objectifs, plein de raisons rationnelles qui expliquent notre retrait dans cette situation difficile (à commencer, bien sûr, par les refus fermes et répétés de son mari à ce que nous intervenions).

Il est aussi tout plein de sa colère qui, déjà à ce moment-là, la rendait sourde à tous nos mots.

Rien cependant qui permette de comprendre comment nous avons pu passer aussi magistralement à côté de sa souffrance à elle sans l'entendre, la compter pour si peu et lui laisser ce sentiment que, dans ces jours-là, il ne s'était trouvé personne pour se tenir à ses côtés dans la peine.

Nous allons donc la recevoir et surtout, cette fois, ne rien lui dire, ou si peu. La laisser parler, l'écouter attentivement. Être là… avec trois ans de retard.

Emprunt

Visites.

Celui qui ne prend pas peur en te voyant avoir peur

Celui qui ose te laisser pleurer

Celui qui écoute ton récit de malade sans te parler aussitôt de ses bobos à lui

Celui qui te sourit pour te sourire et non pour se rassurer

Celui qui ne te refile pas la bonne adresse du médecin qui a si bien guéri sa belle-sœur, laquelle justement…

Celui qui vient les mains vides, sans avancer ni oranges, ni fleurs, ni chocolats entre toi et ton anxiété

Celui qui fait sienne ta souffrance sans en faire la sienne

Celui qui te parle d'autre chose avec naturel

Celui qui peut se taire
Celui qui sait rester là
Celui qui sent si c'est le moment de s'attarder ou le moment de partir
Celui qui ne se croit pas obligé de parler de « *plus tard quand tu seras guéri…* »

C'est celui-là qui t'aime le mieux…

N'empêche, les autres aussi t'aiment. Encombrants, apeurés, maladroits, ils t'aiment assez pour prendre le risque, en venant te visiter, de se laisser voir tels quels.

Accueillir.

Emprunt à Au fil des jours blessés *de Pierre-Marie Hoog, s.j. (*Vie chrétienne, *2004).*

Superbe méditation sur la maladie « vue de l'intérieur », à conseiller sans réserve à tous les soignants…

Mme Charlotte B.

Au théâtre ce soir

Acte I

« Arrête de pleurer, bécasse ! Je ne suis pas encore morte !! claironne la mère d'un ton exaspéré… Et puis, à ma mort, pour te consoler, t'auras l'héritage !

– Un chien et deux chats, tu parles !…, sanglote la fille.

– Et puis, vous deux, arrêtez de me regarder comme ça : on dirait une veillée mortuaire ! » (Ça, c'est pour nous.)

C'est une femme au physique imposant, à la voix de stentor, qui ne s'embarrasse ni de délicatesse ni de faux-semblants. Elle parle cru et ne ménage personne.

Pourtant, malgré cette agressivité donnée à voir et à entendre, on sent affleurer la sensibilité d'une femme qui n'a pas dû avoir souvent l'occasion de se laisser aller.

Sa fille, 25 ans environ, est son exact opposé. Une petite blonde qui pleure presque sans discontinuer et regarde sa mère avec effarement à chaque nouvelle incongruité comme pour la supplier de se taire.

« Demain, je me tire d'ici…

– Maman, tu m'avais promis ! On avait dit six jours !

– C'est ça, dis tout de suite que tu veux me voir crever ici ! »

Et ainsi de suite, indéfiniment.

Chacune tient sa partition à la perfection et l'on sent des dialogues mille fois répétés. La complicité entre les deux femmes est évidente.

Je ne sais rien de leur histoire, mais je serais prête à parier qu'elles se sont longtemps portées l'une l'autre.

Que la mère, sous ses airs bravaches, a été le tuteur sur lequel s'est appuyée sa fille pour grandir.

Que cette dernière, malgré son apparente fragilité, porte et supporte sa mère avec beaucoup de force.

À nous maintenant de nous débrouiller pour ne pas nous laisser enfermer dans ce jeu de rôles et choisir notre partition avec assez de finesse pour pouvoir aider l'une à soutenir l'autre… et inversement !

« Bécasse ! Arrête de pleurnicher ! »

Mme Charlotte B.

Au théâtre ce soir
Acte 2
La petite chèvre de monsieur Seguin

On a tous besoin de temps en temps de vider notre sac. Il y a des gens dont le sac est particulièrement plein et lourd.

J'ai tout pris sur les pieds, en vrac.

La fille de Mme B. m'a livré la mort brutale de son père quand elle avait 15 ans, le désespoir de sa mère, ses tentatives de suicide et son alcoolisme, l'arrivée d'un beau-père violent qui n'a fait que passer, l'inceste dont fut victime sa mère, la maladie depuis cinq ans, ce compagnon sur qui elle ne peut pas compter et avec qui elle ne reste que parce qu'elle n'a pas l'énergie de le quitter, son boulot qu'elle n'aime pas mais qui lui permet de passer du temps avec sa mère, ses quatre jours de congé en cinq ans, les amis qu'elle n'a plus, les enfants qu'elle n'a pas, les frères et sœurs qu'elle voudrait avoir, la vie qu'elle ne vit pas et l'avenir qu'elle ne voit pas.

Elle s'appelle Virginie, elle a 26 ans.

« Vingt-six ans que je l'ai sur les bras. Vivement que je m'en débarrasse ! », aboie sa mère devant elle.

Chacune de nous sait bien qu'elle n'en pense pas le premier mot, que la meilleure défense c'est l'attaque, que parfois on abandonne par peur d'être abandonné, que l'ironie et le cynisme permettent de mettre à distance la souffrance...

Mais quand même, il y a des mots, acérés comme des lames, qui vont toucher là où ça fait le plus mal.

Et malgré sa lucidité, sa maturité, sa finesse et son amour pour sa mère..., elle a mal, Virginie.

Elle me rappelle la petite chèvre de monsieur Seguin.

Elle aura lutté toute la nuit, vaillamment.

Mais j'ai bien peur qu'au matin le loup ne la mange.

P.-S. *Trois jours après.*

Il prend son temps, le loup, mais il est là, « énorme et immobile, assis sur son train de derrière ». Il attend son heure.

Mme B. n'est toujours pas rentrée chez elle. Les examens réalisés aujourd'hui ont montré un nouveau cancer qui explique l'occlusion. (Même pas une métastase, non, un nouveau cancer !)

Il y a des gens pour qui le pire semble toujours sûr.

Chronique (2)

Ch. 272 : M. C.

Aujourd'hui encore, cette euphorie qui ne sonne pas juste et qui alterne avec de brefs moments d'intense tristesse. Cette gaieté factice qui ressemble à une fuite. Oublier la maladie et son cortège de symptômes, oublier que sa femme ne veut pas ou ne peut pas le reprendre à la maison.

Rire pour ne plus penser.

*Ch. 275 : M*me *V.*

Elle reste là, allongée, écrasée par la fatigue. Envie de rien. Même pas de parler.

Ch. 277 : M. B.

Il est rentré chez lui samedi dernier. Il en rêvait. Échec. Il est revenu en urgence dimanche soir. Ses magnifiques yeux bleus pleurent sa déception. Nous essayons de lui faire comprendre que tout sera fait pour organiser dès que possible un nouveau départ.

Aucune de nous ne parle le turc, c'est frustrant.

Ch. 278 : M. F.

C'est un nouveau patient. Douloureux. Toute son énergie est mobilisée par la lutte contre la douleur : ne pas bouger, ne pas tousser, ne pas parler, respirer le moins possible, ne même pas ouvrir les yeux.

Juste quelques mots pour lui expliquer que le traitement va le soulager rapidement.

À demain.

Ch. 280 : Mme A.

Au fil des examens, des négociations pour la convaincre de rester un peu avec nous, des résultats qui arrivent, du temps passé ensemble, la confiance s'établit avec la mère comme avec la fille. Des chocolats pour nous remercier.

Petits gestes qui touchent infiniment.

Ch. 283 : Mme S.

Médicalement, ça va mieux. Moralement, ce n'est pas ça. L'amélioration est si lente, l'appétit ne revient pas. Mais l'espoir est là. Tenace.

Ch. 284 : M. R.

Sa voix est basse. Difficile à comprendre. Nous le faisons répéter plusieurs fois. Il insiste : sa belle-fille aurait essayé de l'étouffer sous son oreiller.

Nous avions bien constaté que les rapports semblaient difficiles et elle ne se cachait guère qu'elle espérait que « tout ça » ne serait pas trop long. Mais quand même ! Nous en restons sonnées…

Ch. 285 : M. M.

J'aime bien passer le voir à la fin de la visite. C'est un petit moment de plaisir. Son sourire, son humour, sa joie de vivre, sa tchatche, ses 87 ans… Un régal !

Aujourd'hui il rentre chez lui, son sourire s'est encore agrandi.

Salle de soins

C'est Alex qui est à la manœuvre du service. Malgré la lourdeur de la tâche, sa bonne humeur résonne d'un bout à l'autre du couloir. Elle encourage, stimule, console, écoute, rassure, sourit, explique… Elle semble toujours disponible pour les patients, pour les familles, pour l'élève infirmière qui apprend à piquer… et pour nous qui envahissons son espace de travail et la sollicitons sans cesse.

Ch. 246 : M. B.

Nouveau patient.

Ancien garde-côte et sauveteur en mer. Il n'en revient pas de s'être échoué là, dépendant, impuissant.

Toutes les nuits, il est confus et agité, il arrache sondes et perfusions comme pour retrouver sa liberté, sa vie d'avant. Mais maintenant, c'est la vie qui le quitte.

Ch. C2 Réa Cardio : Mme P.

Prothèse d'épaule + infarctus du myocarde = douleur intense = équipe mobile.

Malgré dix ans de présence de l'équipe mobile, le concept « soins palliatifs » reste assez sommaire pour les cardiologues.

M. Albert R.

La tentation de Venise

9 h. Retour de vacances. Hier encore, l'Irlande.

9 h 30. Envie de se sauver en courant, de rentrer à la maison, de changer de boulot pour enfin devenir fleuriste !

Il y a des jours (rares heureusement) où je déteste ce job : trop de responsabilités, trop de choix difficiles, trop de choses que l'on ignore et que l'on voudrait pouvoir ignorer.

Je voudrais parfois ne rien savoir de ce que la maladie peut faire endurer à un homme.

Depuis que nous sommes arrivées avec Martine, M. R. gémit, crie, tremble et souffre. Comme tous les jours précédents. Malgré tous les traitements essayés.

Des quelques mots d'allemand qui me reviennent péniblement, je comprends qu'il veut mourir et qu'il a peur de mourir.

L'équipe soignante n'en peut plus. Les filles sont agressives, hostiles. Elles nous reprochent pêle-mêle le calvaire de ce patient, les tentatives thérapeutiques infructueuses, notre présence envahissante et inutile. L'ambiance de la salle de soins est irrespirable.

Il FAUT trouver une solution, et c'est à NOUS de le faire. Et, de préférence, il faut le faire VITE.

S'isoler intérieurement, ne pas se laisser envahir par ce regard qui supplie, par ces cris, par la pression de l'équipe. Réfléchir et décider.

Avoir l'air calme pour ne pas ajouter au chaos, ne pas laisser transparaître ses doutes ou sa peur pour ne pas saper la confiance, prendre le temps de s'asseoir avec le patient, avec sa femme, avec les infirmières. Essayer de rassurer et, par-dessus tout, faire taire cette petite voix insistante qui vous suggère de vous enfuir le plus loin possible et de ne jamais revenir.

Bien sûr, je ne pars pas, mais je me réjouis de la présence de Martine, de son calme. Je m'appuie sur elle. Elle porte avec moi le poids de cette journée et de notre impuissance.

Le soir arrive enfin sans qu'à aucun moment

elle m'ait laissé entrevoir qu'elle aussi a peut-être eu envie de se sauver. Elle a été là, solide, souriante, apaisante.

Je reviendrai demain.

M. Pierre B.

Comme des bleus

Chez M. B., il y a partout des portraits du « Che ».

Celui du salon occupe tout un mur.

M. B. a 47 ans et un cancer ORL stabilisé. C'est un petit homme sec, au passé alcoolique. Il est séparé de sa femme qui, malgré des années de violence conjugale, est revenue s'occuper de lui depuis qu'il est malade.

Nous l'avons pris en charge pour la douleur, entre autres.

Le médecin traitant, prévenu de notre visite, nous avait informé d'une probable dépendance à l'Efferalgan codéiné qui nous avait semblé bien anodine vu le tableau global.

Puis M. B. a été hospitalisé il y a environ dix jours, à sa demande, pour des troubles digestifs et… un sevrage de l'Efferalgan codéiné.

Tout s'est bien passé, la douleur a quasiment disparu grâce à notre traitement, le patient va mieux, il a demandé à partir une journée en permission.

Pendant son absence, en faisant sa chambre, l'équipe a découvert une poubelle débordant de plaquettes de médicaments vides et de bouteilles d'alcool.

M. B. est revenu en retard et en état d'ébriété manifeste.

Le diagnostic de cancer nous a rendus aveugles à quantité de signes qui auraient dû nous alerter.

M. B. est un toxicomane polyaddictif à qui nous avons prescrit des morphiniques sans tenir compte de l'avertissement du médecin traitant.

Nous nous sommes fait balader comme des bleus !

La toxicomanie et son cortège de manipulations, mensonges, dissimulations rendent compliquée la construction d'une relation de confiance avec les patients. Or les soins palliatifs se construisent sur ce postulat de la confiance. C'est le patient qui est au centre de la relation, et nous nous appuyons sur sa parole pour construire notre projet de soin. Avec ces patients addictifs, c'est tout notre cadre conceptuel qui est mis à mal… et nous avec !

M. Dominique C. (2)

Fluctuat nec mergitur

Au prochain « Balint[1] », je parlerai de lui. Et de moi. De ma difficulté croissante à éprouver de l'empathie pour lui.

Les mois passent, sa maladie évolue peu. Il n'a plus de pompe à morphine et son traitement a pu être considérablement allégé.

Ces jours-ci, il est hospitalisé. Il est là. Physiquement en tout cas. Allongé, passif, de plus en plus déformé par la corticothérapie, angoissé et gémissant.

Et toujours cette peur de la mort qui ne le quitte pas, qui ne s'apprivoise pas et qui l'empêche totalement de donner du sens à sa vie.

Il y a aussi ce besoin constant d'être rassuré,

1. « Groupes Balint » : groupes de travail sur la relation soignant-soigné fondés par le psychiatre hongrois Michael Balint.

protégé, materné, cette absence de projet, cette vie suspendue.

Il est entre la vie et la mort. Depuis des mois.

Vendredi dernier, sa femme a repris son travail, arrêté depuis plus d'un an pour s'occuper de lui.

Elle reprend à mi-temps, le matin seulement. La femme de ménage sera là.

Ce projet est évoqué depuis longtemps, mais cette perspective est tellement angoissante pour lui qu'il a fallu l'hospitaliser.

Ce matin, il a appelé sa femme deux fois sur son lieu de travail et il l'a tellement inquiétée qu'elle en a fait un malaise.

La voilà de nouveau en « arrêt maladie ». Durée de la reprise : deux matinées.

Je suis agacée par lui, par son incapacité à laisser un peu d'espace à sa femme. J'étouffe de la voir ainsi totalement incorporée à sa bulle d'angoisse.

Pourtant, c'est elle qui a laissé son portable allumé sur son lieu de travail, c'est elle qui l'a rappelé. C'est *leur* histoire, pas la mienne.

Le « Balint » m'aidera à garder mes distances et à tenir la distance.

Mme Julianna B.

I have a dream

Elle pétille d'intelligence. Un vrai feu d'artifice. Son humour *so british* est décapant, son rire communicatif et sa légère pointe d'accent apporte une touche d'exotisme à son verbe déjà très coloré :

Premièrement. Elle aimerait bien, si c'était possible, qu'on lui donne son somnifère en *début* de nuit plutôt qu'à minuit, car, voyez-vous, c'est la nuit qu'elle voudrait dormir plutôt que le matin.

Deuxièmement. La première fois que vous amenez un enfant à l'école, vous ne le lui annoncez pas une fois sur le chemin. Vous lui avez expliqué avant ce qui allait se passer. Eh bien, pour elle, c'est pareil ! Merci de la prévenir à l'avance des examens, bilans et autres consultations. Ça lui permettrait de se préparer un scénario « à elle » qui puisse coller à peu près au film.

Troisièmement. Quand vous entrez dans un magasin de chaussures, vous ne prenez pas toujours la première paire que vous avez essayée. C'est comme pour son chirurgien. Ce n'est pas parce que celui qu'elle a vu a récusé l'intervention qu'elle ne va pas demander un autre avis. Elle aimerait bien qu'on ne lui fasse pas la soupe à la grimace pour autant, *thank you* !

Quatrièmement. *Last but not least, my dear, I have a dream* : elle voudrait une paire de chaussettes. Depuis sa dernière chimio, elle a les pieds froids et personne pour les lui réchauffer. Malheureusement, elle vit seule en France, ses six enfants sont restés en Angleterre. Qui va bien pouvoir lui procurer ces foutues chaussettes ?

Ce sera sûrement le plus difficile à exaucer de ses quatre vœux, mais j'ai bon espoir qu'on y arrive, car… impossible n'est pas français, n'est-il pas ?

M. Martin H.

Le téléphone

« J'aurais tellement voulu vieillir avec lui », me dit sa femme. Ils ont 85 et 86 ans…

Il faisait du vélo il y a encore quelques semaines. C'est un superbe vieillard, malgré la maladie. Mais son état se dégrade rapidement et elle n'en semble pas consciente.

Il a des enfants d'un premier lit qui sont restés en Picardie, alors qu'eux sont venus s'installer dans l'Aude pour profiter de leur retraite.

Sait-elle s'ils comptent venir bientôt ?

« Bien sûr, ils seront là dans deux mois pour les vacances d'été… »

Je ne sais pas pourquoi, malgré son physique plutôt plantureux, elle me fait penser à un petit oiseau. Elle a l'air complètement perdue.

Tout doucement, nous essayons de lui faire appréhender la réalité.

Si ses enfants veulent revoir leur père, il faut qu'ils viennent rapidement. Peut-elle l'entendre ? Comment le lui dire ?

Elle ne veut pas les déranger avant la fête des mères dans une semaine. Trop juste…

Je lui propose de les appeler pour elle. Cela semble la soulager.

Pour moi, c'est le coup de fil le plus difficile de la journée et même de la semaine… ou plus encore.

Appeler des personnes que je ne connais pas, qui sont loin, dont je ne sais pas ce qu'elles savent de l'état de leur papa. Et d'ailleurs, je ne sais rien non plus des liens que ces enfants ont avec leur père et sa seconde épouse.

Je dois être suffisamment claire pour qu'ils comprennent l'urgence de venir s'ils souhaitent le revoir, mais sans provoquer d'accident de la route ni faire naître trop de culpabilité s'ils ne pouvaient ou ne voulaient se déplacer.

Tout ça par téléphone, alors que je n'aime pas le téléphone qui oblige à travailler « en aveugle »…

Ils arriveront samedi soir ou dimanche. Nous sommes vendredi soir, je quitte la clinique.

C'est un de ces soirs où l'on s'en va avec dans la bouche un goût d'inachevé en espérant avoir fait pour le mieux.

Ce mieux sera-t-il assez pour que ce père et ses enfants puissent se dire au revoir ?

P.-S. *Mardi.*

M. H. est mort ce matin. Malgré des relations difficiles avec lui, tous ses enfants étaient là.

La transgression permanente

Un service de soins palliatifs, c'est une zone frontière. Aux confins de la vie.

Un lieu où il peut arriver que l'on transgresse.

Avec hésitation souvent, avec résignation parfois et, de temps en temps, avec jubilation.

*

M. S. est un fumeur. Un accro. Il fume en cachette dans sa chambre (enfin, en cachette, c'est beaucoup dire !). C'est INTERDIT.

On m'informe qu'il doit se soumettre ou partir. C'est la RÈGLE.

L'un des problèmes, c'est qu'il n'a nulle part où aller. Un autre problème, c'est qu'il a des métastases cérébrales qui font qu'il oublie aussitôt tout ce qu'on lui dit.

J'ai essayé de lui confisquer ses cigarettes (quelle humiliation… pour lui et pour moi !), mais il ramasse les mégots dans le jardin, où on essaie de l'emmener, pour les remonter dans sa chambre.

« On » m'a aimablement suggéré de le déposer sur le trottoir. Ce n'est pas tellement dans mes habitudes.

La direction a décidé de faire une exception : par dérogation, et sur prescription médicale, il sera autorisé à fumer *à condition de s'engager à se sevrer.*

*

Mme L. aimerait bien revoir son chien. Renseignements pris, l'animal est petit et bien élevé. Nous serons donc heureux de faire sa connaissance à condition qu'il arrive incognito et reparte de même.

Transgresser n'est pas provoquer….

*

Mme V. est délicieuse et gracieuse. Son problème, c'est qu'elle n'aime pas trop nos médicaments.

Si l'alarme incendie se déclenche, nous saurons que c'est sa bougie parfumée relaxante.

Elle ne peut plus se servir de sa potence : elle y a suspendu son appareil de chromathérapie.

Sur son ventre douloureux, elle a entreposé quelques grosses pierres. Elle trouve que c'est efficace.

Pour son infection, nous lui proposons de l'huile essentielle de *palma rossa* (en plus d'un traitement « classique », bien sûr). Elle préférerait celle de pin sylvestre.

Pourquoi aurait-elle à choisir entre la clinique et tous ses choix antérieurs ?

Les soins palliatifs, ce n'est pas seulement transgressif, c'est aussi créatif !

M. v. L.

Paradoxe(s)

Paradoxe : n. m. Qui est contraire à la logique.

Adj. Paradoxal.

M. v. L. est atteint d'une SLA (sclérose latérale amyotrophique). Une affection « sadique » qui en dit long sur le génie de la maladie. Elle prive progressivement le patient de ses capacités motrices (et donc respiratoires) en lui conservant des facultés intellectuelles normales. Un cauchemar pour les patients, leurs familles et les soignants qui s'en occupent.

Tout au long de la maladie, des questions éthiques se posent en rafale : Quel type d'explication donner ? Comment alimenter ? Faut-il annoncer le risque de mourir d'étouffement ? Que faire si cet étouffement survient ?....

Paradoxe n° 1 : M. v. L. a declaré, au moment du diagnostic, vouloir être euthanasié quand son état se dégraderait. Il est hollandais et vivait alors aux Pays-Bas, pays qui a légalisé cette pratique. Il a néanmoins décidé de venir s'installer en France où ce choix est impossible…

Paradoxe n° 2 : M. v. L. exprime de façon insistante et répétée le choix de mourir à son domicile et refuse toute hospitalisation.

Il s'est installé dans un tout petit village très isolé sans médecin ni infirmière, alors que sa maladie était déjà avancée…

Paradoxe n° 3 : M. v. L. refuse *tous* les traitements, quels qu'ils soient, malgré des douleurs et des angoisses envahissantes.

Il exige cependant que les infirmières du village le plus proche — qui ont, à notre demande, accepté de le prendre en charge — puissent être là immédiatement en cas de besoin…

Paradoxe n° 4 : M. v. L. n'a qu'une peur : mourir étouffé.

Nous lui expliquons que dans une telle hypothèse une sédation progressive, décidée avec lui, pourrait permettre de rendre la situation moins difficile.

Il refuse tout net…

Paradoxe n° 5 : Malgré des difficultés conjugales importantes, Mme v. L. est présente jour et nuit auprès de son mari.

Quand nous évoquons avec elle la possibilité d'une hospitalisation, elle nous dit très tranquillement que, dans ce cas, elle ne se déplacera pas pour le voir.

M. v. L. et sa femme sont comme nous tous. Pleins d'ambivalences et de désirs contradictoires.

Cette maladie oblige à plus de choix, de décisions difficiles, de deuils successifs et de renoncements que la plupart d'entre nous n'auront à en assumer dans toute une vie.

Comment accepter une maladie qui vous paralyse, vous étouffe, vous rend muet, tout en vous laissant jusqu'au bout spectateur autant qu'acteur de cette sinistre farce ?

Quand on y réfléchit bien, il est finalement compréhensible que cela puisse conduire à des comportements défiant la logique ou le bon sens de gens… en bonne santé.

Pas si paradoxal que cela, après tout…

Mme R.

Le sourire, c'est la vie

Une fois n'est pas coutume. Je voudrais qu'elle crie, qu'elle pleure, qu'elle se révolte, qu'elle dise que c'est vraiment trop injuste et qu'il y a des limites qui ne devraient pas pouvoir être franchies.

Mais non, rien.

Non seulement elle ne proteste pas, mais en plus elle sourit et dit merci !

Elle est jeune. Son visage doux ne dit rien ni de son passé ni de son présent. Il ne porte aucune trace de son histoire.

Elle vient d'arriver à la clinique avec son mari qui meurt d'un cancer du pancréas diagnostiqué il y a trois mois. Elle se désole de n'avoir pu le garder à la maison jusqu'au bout comme ils l'auraient souhaité tous les deux.

C'est qu'elle s'occupe déjà à plein temps, et seule, de leur fille de 12 ans atteinte d'une maladie évolutive et lourdement handicapée, ainsi que de leur fille de 14 ans qui a une tumeur de l'épaule.

Pour couronner le tout, M. R. est artisan. Cerise sur le gâteau qu'apprécieront tous ceux qui ont eu à s'occuper de maintien à domicile.

Artisan = couverture sociale minimale = peu d'aides + problèmes financiers.

Et elle a toujours le sourire.

Un sourire qui est pour moi une ultime politesse à l'égard de ses proches et sans doute aussi un bouclier contre les coups de la vie.

Un sourire totalement incongru dans ce scénario d'apocalypse.

Ce sourire est héroïque.

Va-t-en te plaindre ensuite de tes gosses qui ne travaillent pas assez et de ton mari qui travaille trop, du printemps pluvieux et du prix de l'essence ! Tout ça, bien sûr, sans parler du planning des vacances d'été qui est si compliqué à boucler…

Mme Carmen B.

Petits papiers

Toute la journée, il noircit des Post-it de sa petite écriture. Il les recopie ensuite sur des feuilles plus grandes.

Son journal ? Un roman ? Une main courante en vue d'une plainte ? Une chronique du temps qui passe… ou ne passe pas, ou bien si lentement.

Il y a trois semaines que sa femme n'a rien mangé ni bu. Elle n'est pas perfusée. Aucun apport. Vingt et un jours. Aucun changement apparent. Pas un signe de déshydratation, pas une escarre, rien.

Sa famille est présente 24 h sur 24, et elle la veille avec une attention qui ne faiblit pas. Leurs visages sont marqués par la fatigue et le souci. Les jours s'ajoutent aux jours.

Ils sont là, elle aussi. Elle communique peu, de moins en moins, mais d'imperceptibles signes (une main serrée, un clignement d'œil) montrent combien elle tient à cette présence.

Tous les jours, nous parlons avec son mari, avec ses filles. Ensemble, nous cherchons à donner du sens à cette attente, à comprendre ce qui la retient.

M. et Mme B. sont de vieux adhérents de l'ADMD (Association pour le droit à mourir dans la dignité). Pour M. B., cette longue agonie n'est pas une mort dans la dignité. Pourtant, à aucun moment, il ne demande ni même ne suggère qu'on raccourcisse le temps que prend sa femme pour mourir. Il me semble que c'est le temps qu'il lui faut pour accepter de la perdre.

Histoires complexes et toujours singulières.

Des questions, toujours des questions.

Pourquoi est-ce si long ? Que veut-elle nous dire ? Veut-elle d'ailleurs nous dire quelque chose ? Comment se fait-il qu'un si long jeûne la marque si peu ? Que restera-t-il à sa famille de ces jours passés à ses côtés ? Un cauchemar interminable ou un temps pour se préparer au départ ? Ces longs moments que nous avons partagés avec eux auront-ils été un soutien ou juste un « palliatif » pour faire passer le temps ? Nous savons si peu de ce que nous donnons…

Qu'écrit M. B. sur ses petits papiers ?

Mme Joséphine M.

SLA, encore

SLA, toujours. Ce génie de la maladie, ces innombrables manières de souffrir et de mourir, tous ces raffinements de douleur que la nature inflige à l'homme avec une cruauté sans égale.

Cette redoutable course à l'échalote de la pathologie la plus invalidante, la plus délabrante, la plus déshumanisante.

Aujourd'hui, nous sommes allées au domicile de Mme M. Elle est atteinte depuis un an d'une SLA, cette maladie si bien placée sur la liste suscitée.

Elle a perdu d'abord la parole, puis sa mobilité, et maintenant c'est sa capacité respiratoire qui diminue inexorablement. Tiercé dans l'ordre…

Ses fonctions cognitives n'ont pas été altérées, ce qui est une façon raffinée de dire qu'elle a tout loisir de comprendre ce qui lui arrive et d'avoir peur de ce qui l'attend.

Cette maladie vous fait parfois douter de l'existence d'un Dieu tout-puissant, créateur du ciel et de la terre, mais elle vous révèle en pleine lumière le Dieu incarné, souffrant et crucifié.

Monsieur et madame forment ensemble une image terrible de l'humanité dans ce qu'elle a de plus faible et de plus beau.

Mme M. ne peut rien. Seulement bouger les yeux.

Inlassablement, son mari cherche à lire dans ce regard ce qu'elle attend de lui : déplacer un pied de quelques centimètres, relever une main, essuyer une larme.

Parfois, il voudrait hurler, la voir mourir, s'enfuir loin de cette maison, de cette vision. Depuis un an, il est là, jour et nuit. Pas d'amélioration, jamais. Peu de rémission et la certitude d'une aggravation progressive des symptômes jusqu'à la mort.

Ils se sont mariés pour le meilleur et pour le pire.

On espère qu'ils ont aussi connu le meilleur…

Mme Marie-Christine T.

Plus belle la vie

Quand elle avait 5 ans, son père fut fait prisonnier par les Allemands. Sa mère, lavandière, la plaça, faute de ressources, dans diverses familles auprès desquelles elle subit de multiples actes de maltraitance.

Sa scolarité s'en trouva perturbée et elle échoua au certificat d'études.

« Si tu n'es pas capable de travailler avec ta tête, tu travailleras avec tes bras ! », lui asséna sans ménagement son père revenu de captivité.

À 13 ans, elle se retrouva donc chargée de sculpter des guirlandes de lierre dans le marbre des monuments funéraires que fabriquait son père.

Elle obtempéra sans broncher jusqu'à l'âge de 25 ans, date de sa fuite avec un de ses collègues marié et père de famille. Cette manifestation d'indépendance lui valut le bannissement de ses parents qui, dès lors, la considérèrent comme morte, au grand désespoir de sa sœur de 11 ans pour qui elle avait été comme une seconde mère.

Elle fut malheureuse en ménage, n'eut jamais d'enfant et plongea dans un délire mystique sur le thème de la damnation qui la mena d'institution en institution.

C'est après la mort de son mari que « le rideau se déchira », selon son expression, et qu'elle renoua avec la foi de son enfance.

Quelques mois plus tard, on lui diagnostiqua un cancer du pancréas évolué. Sans hésiter, elle vendit tous ses biens pour venir s'installer à 800 km chez sa petite sœur, qui eut le sentiment qu'elle allait enfin pouvoir « rendre » tout ce qui lui avait été donné dans son enfance et qui ne cessa d'être surprise par la capacité de son aînée à pardonner à tous ceux qui l'avaient blessée.

Ensemble, elle partagèrent quelques mois très intenses et préparèrent dans une grande sérénité la séparation à venir.

Mme T. put dire adieu à tous ceux qui lui étaient chers et sembla étonnée quand une amie lui demanda si elle avait peur de mourir :

Il a pour toi donné ordre à ses anges
de te garder en toutes tes voies.
Eux sur leurs mains te porteront
pour qu'à la pierre ton pied ne heurte !

Ps. 90

Midazolam-Hypnovel

J'ai longtemps eu une appréhension à utiliser ce produit.

De cette crainte (qui est, comme chacun sait, le commencement de la sagesse…) me reste la prudence. Pourquoi cette crainte ?

– Parce que c'est un produit d'anesthésie qui n'est pas d'utilisation courante et dont l'usage ne s'est guère répandu chez mes confrères ? Peut-être…

– Parce que nous l'utilisons chez des patients fragiles et qu'il pourrait hâter leur mort (théorie du double effet) ? Possible…

– Mais surtout parce qu'il a un effet parfois presque miraculeux et que je me méfie des miracles, surtout ceux que je peux faire moi-même (chacun son job, et les miracles, il y a quelqu'un pour ça !).

C'est qu'on pourrait facilement prendre goût à cette impression qu'avec l'Hypnovel, plus rien n'est un problème ou que tous les problèmes ont une même solution.

Ce médicament permet en effet d'apaiser les plus grandes détresses en quelques minutes, qu'elles soient physiques (étouffement, hémorragie…) ou psychiques (angoisse massive, attaque de panique…). Sa très brève durée d'action lui confère une très grande maniabilité. On peut le donner ou l'arrêter à volonté, adapter finement le niveau de conscience du patient et passer en quelques instants d'un état de crise à un apaisement spectaculaire.

Pourquoi donc, me direz-vous, se méfier de ce produit magique ?

Parce qu'il faut se méfier de la facilité…

Il serait tellement facile de faire taire le patient quand on ne peut faire taire le symptôme, de maintenir, par un artifice clinique, une apparence trompeuse de sérénité dans l'ensemble d'un service de soins palliatifs dont tous les patients mourraient « dans la paix » mais sans possibilité de donner leur avis…

Nous nous imposons donc, en équipe, des règles strictes pour l'utiliser :

Discussion collégiale et, si possible, consensus…

Définition précise des objectifs du traitement : « Ce qui peut s'écrire peut se faire ; ce qui ne peut pas s'écrire ne peut pas se faire » (principe de publicité de Kant).

Accord du patient ou, à défaut, de sa famille.

Évaluation quotidienne en cas d'utilisation prolongée.

Maintien, chaque fois que possible, de la vigilance des patients.

Autant de garde-fous qui nous paraissent indispensables pour un usage raisonné et raisonnable de ce médicament bien particulier. Ce médicament qui me permet de promettre à un patient de ne pas l'abandonner sans avoir peur de ne pas pouvoir tenir ce que je promets…

Car, comme l'a dit une fois Jean Leonetti, « laisser mourir n'est pas laisser crever… ».

Mme Marie-Jeanne L.

Méfie-toi des soins palliatifs

« Surtout, si on te propose des soins palliatifs, méfie-toi, n'accepte surtout pas ! »

C'est son fils qui le lui a dit. Il l'a lu sur Internet.

J'ai vérifié. Il a raison. Vu ce que j'y ai lu, moi non plus, je ne recommanderais les soins palliatifs à personne !

« Les gens qui travaillent là, ils te mettent de la morphine à petites doses, puis ils augmentent tout doucement jusqu'à ce que tu meures… »

Présenté comme ça, c'est sûr, ça ne fait guère envie ! (Remarquez qu'il est assez rare que « ça » fasse « envie », mais quand même…)

Depuis que nous savons par sa fille que c'est l'idée qu'elle se fait de nous et de notre travail, nous comprenons mieux ses réticences, les nombreux effets secondaires dont elle a souffert à l'introduction des morphiniques et le refus qui s'en est suivi.

C'est un peu de la psychologie de bazar, je vous l'accorde, mais l'interprétation, bien que sauvage, est néanmoins tentante.

Pour une patiente dont nous arrivons à comprendre les craintes, combien y en a-t-il qui ne nous diront rien, que notre intervention angoissera encore davantage mais qui le tairont ?

Il nous est parfois difficile de garder à l'esprit que pour certains malades et pour leurs familles, les bases de réflexion ne sont pas bien solides.

Ceci me rappelle une conversation surréaliste il y a déjà quelques années avec la fille d'une patiente venue nous demander d'euthanasier sa mère (je réduis à l'essentiel une histoire complexe et douloureuse) :

« Parce que, vous comprenez, j'ai travaillé dans une clinique vétérinaire, et même les chiens, on ne les laisse pas mourir comme ça !

– Certes, madame, mais votre mère n'est pas un chien…

– Mais enfin, docteur, les chiens sont des êtres humains comme les autres !

– ???????? »

Vacances, vacances...

Qui donc a écrit que « partir, c'est mourir un peu » ?

Je ne m'en souviens plus, mais je suis sûre d'une chose : c'est quelqu'un qui ne travaillait pas dans une équipe de soins palliatifs ! Parce que dans ces équipes, c'est plutôt en ne partant pas qu'on aurait tendance à mourir un peu... Et pour ne pas mourir beaucoup, il faut savoir partir.

Tout planter là, fermer la porte, ne pas se retourner.

Quinze jours de vacances pour tout oublier.

Aujourd'hui, Géraldine et moi, on a compté les heures. Ce soir, c'est la quille ! Monique a été bien patiente, elle qui rentrait tout juste.

On aurait bien commencé à faire le vide dès

le matin, histoire de passer en douceur du mode « travail » au mode « vacances ».

Échec TOTAL !!

Réhospitalisations, nouveaux patients, situations critiques, et toujours en arrière cette petite pointe de culpabilité : ils comptent sur toi et tu t'en vas.

« Tu es responsable de ce que tu as apprivoisé. »

Bien sûr, c'est irrationnel : mes collègues feront au moins aussi bien que moi, nul n'est irremplaçable, qui veut voyager loin ménage sa monture, les cimetières sont remplis de gens indispensables… Et bla, bla, bla.

Finalement, il avait raison, le poète : partir, c'est bien mourir un peu…

M. Roger E.

Un homme et une femme

C'est un couple étrange. D'ailleurs, ce n'est pas vraiment un couple. Plutôt un grand point d'interrogation relationnel.

Lui est un solitaire ombrageux, le genre *poor lonesome cowboy*, collectionneur de timbres et de cailloux. Un célibataire endurci que la maladie prive de la solitude qu'il avait choisie.

Il est hébergé par une amie qui lui veut du bien. Amie « et rien de plus », comme elle tient à le préciser. Largement pourvue d'enfants et de petits-enfants, elle accueille chez elle cet homme de 85 ans, très malade, au caractère imprévisible. Elle prend soin de lui, prépare ses médicaments, note chacun de ses symptômes, lui prépare des petits plats, accepte ses fugues, se fait remballer. Et semble ne rien attendre en échange.

Je vois bien le don, mais le contre-don m'échappe.

Ce ne sera pas la reconnaissance de sa famille à lui, qui lui fait la guerre, encore moins celle de sa famille à elle, qui lui reproche de consacrer plus de temps à un « étranger » qu'à ses petits-enfants.

Aucune récompense matérielle en perspective : M. E. est pauvre comme Job.

Tout au plus peut-elle espérer notre admiration, ce qui, il faut le reconnaître, est une récompense qui justifie difficilement l'effort fourni !

La question continue donc de m'intriguer : Pourquoi cette femme accepte-t-elle de bousculer tout son quotidien pour un homme âgé, malade et difficile à vivre, rencontré au club de bricolage de la Maison pour tous ?

Peut-être est-ce la réponse à la question de ma dissertation de philo au bac : « Un acte gratuit est-il possible ? »

Déjà optimiste à l'époque, j'avais répondu oui.

Géraldine

C'est l'histoire d'une blonde...

Géraldine est arrivée dans l'équipe en 2002. À mi-temps, discrètement.

Elle écoutait plus qu'elle ne parlait, rougissait si on lui demandait son avis et semblait se faire violence pour le donner.

Tout doucement, elle a pris sa place, elle est devenue infirmière coordinatrice à plein temps. Petit à petit, c'est sur elle qu'a reposée en grande partie l'unité de l'équipe. C'est aussi elle qui a assumé les tâches administratives les plus ingrates. Avec discrétion et pas assez de reconnaissance.

Au prix d'un effort dont l'importance nous a sans doute échappé, elle a accepté de participer à notre activité de formation.

Aujourd'hui, elle supervise toute la logistique qui permet à l'équipe de fonctionner, elle est responsable de toutes les formations pratiques, c'est elle qui suit l'essentiel des relations avec nos partenaires, sans oublier, bien sûr, les patients à propos desquels, si vous savez tendre l'oreille, elle aura toujours une remarque pertinente à faire.

Elle contribue toujours à la fluidité des échanges dans l'équipe, à créer et maintenir du lien.

Je me dis parfois que derrière ses silences se cachent peut-être des agacements ou des frustrations qui restent difficiles à exprimer.

Je ne suis jamais si contente que lorsqu'elle s'autorise (rarement) à se mettre en colère.

Là, je me dis qu'on a fait du bon boulot !

M. Édouard L.

La vie des autres

Il peut maintenant mourir en paix. Ses affaires sont en ordre. Désormais, plus rien ne le retient.

Hier, il a trouvé un tuteur pour son fils.

Aujourd'hui, il a dit au revoir à sa femme.

Et, franchement, à quoi bon vivre plus longtemps ?

Lui qui espérait une vieillesse « peinarde », voilà qu'il est malade ! À 80 ans à peine !

Derrière sa faconde et son apparente bonhomie se cache un vrai désespoir.

Une désespérance qui, sans la peine qu'il ferait à sa femme, pourrait le conduire à faire usage de ses armes de chasse.

À quoi bon, en effet, quand la maladie n'est que le dernier avatar d'un destin qui n'en finit plus de s'acharner ?

D'un premier mariage, il a eu un fils, accidenté de la route à 28 ans.

Coma, importantes séquelles, fauteuil roulant, syndrome des traumatisés crâniens, dépendance.

Quand il a épousé sa seconde femme, elle avait deux fils âgés d'1 et 2 ans qu'il a élevés comme les siens.

L'aîné est mort à 29 ans dans un accident de la route en laissant deux enfants.

Le second est mort à 33 ans « d'une connerie » (nous n'en saurons pas plus). Son troisième enfant est né un mois après.

Un fils sans enfant et cinq petits-enfants sans pères.

Des soucis sans répit.

Aujourd'hui, ses petits-fils ont repris son entreprise de menuiserie et un de ses amis a accepté d'être le tuteur de son fils.

Tout est en ordre. Il peut partir.

Encore une vie fracassée qui me renvoie, une fois de plus, à mes soucis minuscules.

Tout est d'une fragilité extrême.

Je ne veux pas reconnaître mon bonheur au bruit qu'il fera en s'en allant.

Je veux en avoir apprécié chaque minute.

Deo gratias !

M. Guillaume F.

L'insoutenable légèreté de l'être

Il habite sur une île, au milieu d'un étang. Une île où s'était installé son arrière-grand-père, pêcheur, et maintenant colonisée par toute la famille.

Il est philatéliste (26 000 timbres) et numismate (4 000 pièces).

Il est gai et plein d'humour. L'œil pétillant de malice et la blague qui part au quart de tour.

Sa femme est douce et attentive. Très différente mais tout aussi attachante.

Et je me suis attachée....

Je les vois en consultation tous les quinze jours.

Au début, il a été très amélioré par le traitement antalgique et antiasthénique.

Quand les choses vont bien, les consultations sont faciles, légères...

Hier, il était fatigué, ralenti.

Chaque pas était une victoire de sa volonté sur la maladie, chaque sourire un effort et les traits d'humour ne partaient que rarement.

J'appréhende les rendez-vous à venir, la dégradation inéluctable de son état.

Nous avons instauré entre nous une relation qui ne conviendra pas aux temps difficiles.

Elle se modifiera, nous nous adapterons tous les deux. C'est, en général, ce qui se passe.

Avec le sentiment d'avoir perdu quelque chose, d'être contrainte de renoncer, de devoir abandonner malgré nous cette « insoutenable légèreté de l'être » qui était devenue notre lien.

Mme Micheline C.

Un certain regard

Honnêtement, ils ne sont pas très *glamour*.

Pas franchement un couple hollywoodien.

Plutôt le genre cinéma des frères Dardenne.

D'ailleurs, ils sont belges, comme eux.

Arrivés il y a six mois dans la région pour profiter de leur retraite. Comme tout le monde ou presque.

Rien que de très ordinaire à première vue.

Mais, à bien y regarder (après tout, tout le monde a droit à une deuxième chance), il y a autre chose, quelque chose de spécial. Qui retient l'attention, donne envie de comprendre.

Nous parlons. De leur vie, de la maladie de madame, d'aromathérapie et d'homéopathie, du surpoids de monsieur. Et pendant tout ce temps, pas un regard pour nous. Ou à peine.

Ils sont charmants, diserts, souriants, leur

accent est dépaysant, mais il est quasiment impossible de croiser le beau regard bleu de monsieur ou d'échanger un coup d'œil avec madame.

Dit comme ça, ça pourrait avoir l'air vexant pour nous. Pas du tout. Au début c'est étonnant, puis ça devient intrigant.

En fait, ils sont rivés l'un à l'autre par le regard. Soudés. Scotchés. Aimantés.

Ils s'adressent à nous mais ne se quittent pas des yeux. Et entre eux, c'est comme une deuxième conversation, en « *off* ». Comme au temps du cinéma muet.

Et cette voix *off* nous dit : amour, complicité, respect, affection, humour, intimité, compréhension, estime…

On parle souvent de la relation médecin-malade. Il y a même des « groupes Balint » faits pour cela.

Parfois, nous ne sommes pourtant que des tiers, invités dans une relation dont la force semble transcender la réalité, si difficile soit-elle.

Un peu comme le cinéma des frères Dardenne, en somme….

Lassie, chien fidèle

Hier, c'était le jour des défunts. En ce moment, pour nous, le jour des défunts c'est tous les jours.

Mme A. est la femme d'un de nos patients. Un homme difficile, qui l'a souvent battue. Il a fait pour cela de la prison ferme. Elle a fait plusieurs tentatives de suicide comme en attestent ses avant-bras tailladés.

Elle ne veut pas voir Françoise, car « tous les psy qu'elle a vus lui ont conseillé de quitter son mari ».

Mais son mari, il bat aussi son chien. Et son chien ne le quitte pas pour autant. Alors, elle non plus, elle ne part pas. Il ne sera pas dit qu'elle aura été moins fidèle que le chien.

Mme Q. Chaque fois que je la vois, j'ai envie de me mettre en colère, d'écrire au *Canard enchaîné* ou au président de la République. Parce qu'il y a des choses qui sont insupportables en 2008, inadmissibles.

Examens redondants, erronés ou carrément oubliés.

Rendez-vous ajournés ou annulés.

Diagnostics évoqués, discutés mollement, jamais confirmés.

Traitements envisagés, inadaptés, retardés.

Et maintenant, on attend qu'elle meure !

Il y a des jours où cette médecine, ma médecine, me fait honte.

Mme L. Table vernie, napperons de dentelle, bouquets de fleurs séchées, carrelage marron et cuisine rustique. C'est un vent de panique que fait souffler la maladie sur cet univers figé. Tout semble s'être arrêté en 1980, probablement l'année où M. L. a acheté son polo en tricot à losanges et où ils ont choisi cette couleur « puce » pour les murs et le plafond du salon.

M. C. est décédé ce matin. Sa fille et son gendre avaient demandé l'euthanasie pour lui. Quand il a fait un arrêt cardiaque à la maison,

son gendre l'a réanimé et ils ont appelé le SAMU…

M. et Mme B.

La maladie a donné l'air d'un vieillard à monsieur.

La chirurgie esthétique a donné à madame l'apparence d'un bibelot d'antiquaire : de l'ancien, certes, mais bien conservé.

Chez eux, il y a des fleurs artificielles dans les plates-bandes du jardin. C'est la première fois que je vois cela en dehors d'un cimetière.

Maintenant que j'y pense, c'est sans doute de là qu'est venu mon malaise : il a l'air d'un mort, elle a l'air d'une momie, leur jardin ressemble à une tombe.

Aujourd'hui, je suis de mauvais poil…

Martine, Laura, Nicole

La firme

Recruter doit nécessairement être un processus long et compliqué. C'est un gage de sérieux, de crédibilité et de réussite par la suite.

En tout cas, on m'a dit que c'était comme ça dans toutes les boîtes qui se respectent.

Afficher le poste à pourvoir en interne, le publier en externe, auditionner les candidats qui se présentent, les sélectionner… Un vrai cauchemar !

Rencontrer les gens, les faire parler d'eux-mêmes, leur parler de nous… Pas du tout dans l'idée de créer des liens. Juste pour les juger, les jauger et les classer. Rapidement, de préférence.

Je suis NULLE à cet exercice, j'ai horreur de ça. Je ne sais pas quelles questions poser, j'ai l'impression d'être indiscrète, je trouve presque tout le monde sympathique, ou alors mes critères de choix n'ont rien à voir avec le boulot.

Ensuite, c'est pire, il faut choisir. C'est-à-dire éliminer.

Pour sauver X, taper 1 ; pour virer Y, taper 2.

En plus, comme on est en démocratie, il faut que toute l'équipe soit du même avis sur les personnes à virer !

Tout ça pour des résultats bien aléatoires.

Croyez-moi si vous voulez, mais rien ne vaut un bon coup de cœur !

Cette année a été particulièrement faste, on en a eu deux !

Martine et Laura.

Pas d'entretien, pas de CV, pas de sélection. L'unanimité d'emblée : même pas besoin d'y réfléchir quand ça va de soi !

Martine est arrivée comme infirmière. Comme une fleur. En trois jours, on aurait dit qu'elle était là depuis toujours. Peut-être parce qu'on la connaissait depuis longtemps ?

Martine, c'est le bon sens près de chez vous. Avec elle, tout est simple, rien n'est un problème et il y a toujours une solution.

Vous ajoutez une louche de gaieté et une pincée d'originalité pour un cocktail à consommer sans modération.

Laura est assistante sociale chez nous depuis un mois. Elle remplace Maryse qui nous a finalement quittés pour partir explorer d'autres horizons. Ce n'était pas une succession facile, mais Laura avait été en stage avec nous pendant six mois l'année dernière. Elle nous avait tous bluffés. C'est quelqu'un qui sait d'emblée être « à sa place », alors qu'à d'autres il faudra toute une vie pour finalement ne pas y parvenir. Avec elle, les choses se font sans effort apparent. Elle est là, elle fait le job. Elle sera dans l'équipe un élément de calme et de pondération, et c'est déjà un plaisir de travailler avec elle.

Alors, qui dit mieux ?

Qui essaiera encore de me convaincre qu'on ferait mieux de se prendre pour une multinationale recrutant de nouveaux « collaborateurs » ?

Cela dit, je serais de mauvaise foi si je disais que des méthodes plus académiques ne peuvent pas donner d'aussi excellents résultats : Nicole est arrivée au début de l'été au terme d'un processus de recrutement tout ce qu'il y a de plus classique, et c'est une réussite.

Nicole est notre première « vraie » secrétaire. Avec enfin un poste presque à temps plein lui permettant de s'investir vraiment dans ce qu'elle fait.

Subitement, notre bureau est rangé, les choses ont une place… et sont à leur place !

Dit comme ça, ça n'a l'air de rien, mais nous sommes neuf dans le même bureau de 20 m^2, et trouver enfin ce qu'on cherche dans un délai raisonnable est un progrès substantiel !

On peut aussi lui confier un immonde brouillon qui ressortira propre, clair et ordonné, et je sens que le bilan d'activité de cette année va être une partie de plaisir !

C'est vous dire !

Quand même, en y réfléchissant un peu, 2008 est vraiment un grand cru !

P.-S. *Aujourd'hui, les Américains recrutent un nouveau président.*

À mon avis, la dernière fois, ils ont fait une erreur de casting !

Ils devraient donc, cette fois, utiliser nos excellentes méthodes et embaucher Obama !

Yes, we can !

M. Patrice M.

La barbe

M. M., c'est un physique de coureur de fond : un petit tout sec. Plus la pilosité de Sébastien Chabal.

Au premier coup d'œil, on ne voit que des poils !

Cheveux longs, barbe fleurie. Une des plus belles qu'il m'ait été donné de voir.

Elle monte jusqu'aux yeux et s'étale largement sur sa poitrine.

Ce n'est ni la « coupe CAMIF » ni ces barbes de trois jours savamment négligées. C'est une belle barbe d'ex-soixante-huitard installé dans le Minervois et qui n'a pas cédé aux sirènes du retour à la ville. Plutôt baba que bobo.

Et voilà que pour cause de maladie, cette magnifique fantaisie capillaire est sommée de disparaître, sacrifiée sur l'autel de la médecine.

M. M. doit se raser, car on doit lui faire une trachéotomie.

Difficile de dire lequel de ces deux gestes lui coûte le plus.

Celui qu'il doit faire ou celui qu'il doit subir.

Il est tellement angoissé qu'il passe son temps à rire. D'un rire qui ne trompe personne.

Rire jaune, humour noir.

Toutes les soignantes ressentent, je pense, une certaine empathie pour les patientes qui voient tomber leurs cheveux pour cause de chimiothérapie, atteinte violente à leur féminité. Que l'on peut néanmoins tenter de camoufler sous une perruque.

C'est la première fois que je perçois aussi clairement cette violence pour un homme et pour une barbe.

Se raser, c'est pour lui reconnaître la maladie et la faire connaître autour de lui.

En lui parlant, je me suis demandé quelle tête il aurait une fois éliminé cet encombrant système pileux.

Il ne m'est pas venu à l'idée, avant qu'on me le suggère, que lui aussi pouvait se poser cette question.

Peut-être est-il barbu depuis des décennies ? Qui se cache derrière cette barbe ? Lui-même ? Ou bien va-t-il découvrir sur ce visage retrouvé un père, un frère, un cousin ?

Cette barbe est ce qu'il a choisi de donner à voir. L'obliger à se mettre à nu devant lui-même ou devant ses proches exige un effort dont il semble se demander s'il en sera capable.

Mme Denise R.

Fashionista

C'est une très belle maison, claire et lumineuse. Une maison faite pour le Sud, l'été et le bonheur. Une maison, pourtant, où la maladie en prend bien à son aise avant de laisser la place à la mort.

Nous sommes sept autour de la table (un nombre conséquent qui nous autorisera sûrement à cocher la case « réunion de coordination » dans notre prochain bilan d'activité).

Le médecin traitant, d'origine étrangère, est très impliqué dans cette situation. *Ce n'est pas toujours le cas*. Il est présent avec nous au domicile. *Ce n'est pas très fréquent*. Il va rester plus d'une heure. *C'est carrément rarissime*.

Il a beaucoup réfléchi à cette situation. *Ce n'est pas toujours le cas*. Il pose beaucoup de questions. *Ce n'est pas très fréquent.* Il écoute les réponses. *C'est carrément rarissime.*

Il regrette que des choses importantes n'aient pas été dites plus tôt et plus clairement à la patiente par son cancérologue. Il pense que la parole n'aurait pas autant de mal à circuler dans cette famille pourtant très unie.

Il pense que tout ceci est hypocrite et que, sous prétexte de protéger le patient, de ne pas lui faire de peine, les médecins n'assument pas leurs responsabilités. Il pense que nous sommes terrifiés par la mort et que c'est propre à notre culture occidentale.

Je crois que sur bien des points, il a raison.

Je crois qu'aujourd'hui encore, trop de médecins mentent en parole, par action ou par omission. Je ne sais pas s'il faut « dire la vérité », je suis sûre qu'il ne faut pas mentir.

Et puis, après tout, c'est la loi.

Mais je crois surtout qu'en soins palliatifs, on ne fait pas de prêt-à-porter, seulement du sur-mesure, de la haute couture. *Fashionista.*

Je crois qu'il est difficile de parler de la mort, et pas seulement pour les Occidentaux.

Je crois que chaque malade sait nous dire ce qu'il attend de nous. Que paroles et silences sont autant de balises posées par le patient sur le chemin où nous l'accompagnons.

Je crois surtout qu'ouvrir grand les yeux et les oreilles est un plus sûr moyen de ne pas (trop) se tromper que d'ouvrir grand la bouche.

Pèlerinage à La Mecque

Depuis quelques années, chaque mois d'octobre, une partie de notre équipe se rend pieusement en pèlerinage à La Mecque.

La Mecque des soins palliatifs, le St Christopher's Hospice de Londres. La toute première unité de soins palliatifs, fondée en 1967 par Cicely Saunders.

Ils organisent des rencontres francophones annuelles qui permettent de se (re)plonger dans la culture anglo-saxonne des soins palliatifs. Après tout, c'est là qu'ils sont nés et qu'ils ont grandi.

Des relations moins formelles avec les patients, un grand pragmatisme, beaucoup de créativité et surtout, une prise en charge réellement globale.

Moi qui ai tant de mal à ne pas me cacher derrière les symptômes mis en avant par les patients, je suis toujours ébahie par leur grande liberté pour aborder toute sorte de sujets, et les questions spirituelles en particulier.

La maladie grave et la mort confrontent tous les hommes à des questionnements existentiels. D'où viens-je ? Où vais-je ? Pourquoi moi ? Pourquoi si tôt ? Cela a-t-il un sens ?

Les patients sont donc invités à aborder ces interrogations avec une grande simplicité à la lumière de leurs croyances personnelles, philosophiques ou religieuses.

Prise en charge globale, vous disais-je…

Chez nous, parler de spiritualité me paraît à peu près aussi tabou que parler de sexe.

Ces questions pourtant essentielles (puisque existentielles) ont tellement été renvoyées à la sphère de l'intime que j'ai toujours la crainte d'être intrusive, indiscrète, de m'aventurer sur un terrain qui ne m'appartiendrait pas. Je n'arrive pas encore à trouver le « ton » qui serait à la fois une invitation à la parole ou une proposition de silence.

Je le regrette… mais j'y travaille !

Elle est allongée sur son lit, une photo posée face contre son cœur.

« C'est votre chéri ? lui demande Monique.

– Non, c'est sainte Thérèse de l'Enfant Jésus. »

Quand la perche nous est tendue, nous parvenons à la saisir. Quand c'est à moi de la tendre, j'ai toujours la crainte que ma perche ne devienne une gaffe…

Édith

Un roc dans la tempête

Nous nous sommes rencontrées il y a presque vingt ans.

Des bottes aux pieds, sous une pluie battante, dans le noir, une lampe de poche à la main, nous avons cherché le conducteur d'une voiture accidentée.

Première garde d'internes aux urgences.

Première sortie SMUR.

Ensemble.

Ça crée des liens.

Elle est calme, posée, d'humeur toujours égale.

Elle ne laisse rien voir (ou presque) de ce qui la touche ou la déstabilise.

C'est rassurant. Rassurant pour ses collègues et surtout pour les patients.

C'est un roc sur lequel la tempête ne semble pas avoir de prise.

Pourtant, il y a quelques années, elle nous a quittés.

Le roc était ébranlé.

Puis elle est revenue. Parce qu'un roc, sans la tempête, ce n'est plus qu'un caillou.

Elle ne parle pas beaucoup, ne fait guère de bruit.

Elle est là, juste là.

Notre équipe a de la chance.

Hors de prix

Ce matin : soixante-treize patients hospitalisés, dont dix-huit pour nous.

Aujourd'hui, un patient sur quatre dans la clinique est en soins palliatifs.

Sans compter ceux pour lesquels nous ne sommes pas appelés.

Des chiffres qui donnent le vertige.

Notre journée dure à peu près neuf heures. Le calcul est simple : une demi-heure par patient. Sans compter les familles, les soignants, les patients du domicile, le staff, le téléphone…

Certes, nous allons nous y mettre à plusieurs, et certains n'ont besoin que d'une réévaluation de leur traitement.

Mais il y a aussi quatre nouveaux malades à voir, en urgence bien sûr.

Une première consultation, ça demande du temps : c'est long de faire connaissance, de s'apprivoiser, de jeter les bases de la confiance, d'évaluer les besoins les plus pressants, de porter un regard global sur une situation, de repérer sur quoi ou sur qui on pourra s'appuyer ensuite.

Si on rate ce moment-là, parfois on ne le rattrape jamais. C'est foutu.

Je ne veux pas qu'on me presse.

La salle d'attente bondée et le carnet de rendez-vous plein trois mois à l'avance (et je ne parle même pas de celui des ophtalmos !), ça me stresse.

Je suis une fille qui aime le luxe.

Mon luxe, c'est le temps. Je veille dessus jalousement. Car c'est un luxe rare actuellement dans notre système de santé. Il n'y a guère qu'en soins palliatifs que l'on trouve encore ça ! Ce n'est pas pour rien que je me retrouve là.

Alors on va y aller tranquillement.

Un patient après l'autre.

En prenant le temps qu'il faut.

Sans regarder la montre.

Et on s'apercevra le soir qu'on a vu tout le monde…

Bon, d'accord ! Pour être honnête, il y aussi des jours où on aura l'impression d'avoir couru tout le temps, de ne pas être allé au fond des choses, d'avoir tout fait à moitié.

Raison de plus pour m'accrocher à mes goûts de luxe !

Missa sine nomine

« Il en faut beaucoup pour briser un cœur
et quatre années y suffisent rarement.
Pour cela il faut une vie entière
et c'est rarement assez. »

ERNST WIECHERT
Missa sine nomine

Après plus de deux années d'épreuve, certains des fils de Mme B. pensent que son cœur est brisé. Que la maladie a tout dévasté, tout emporté de sa vie et qu'il ne reste que la mort.

Ils pensent qu'elle est ici en enfer et qu'au ciel, peut-être, elle serait mieux.

Moi, je n'y crois pas. Dans ses yeux qui brillent, je vois son cœur. Il est intact, il me sourit.

J'ai la conviction profonde que, dans son enfer, il y a de petits morceaux de ciel et qu'elle y tient.

Et si je me trompais ? Le saurai-je un jour, puisqu'elle ne parle plus qu'avec les yeux ?

Cela dit, elle arrive à exprimer bien des choses… Parfois, son mari lui dit : « Ne me crie pas dessus ! »

Elle ne parle pas, n'émet aucun son, mais moi aussi, je l'ai entendue crier de ses prunelles sombres.

Alors, je la regarde de tout mon cœur pour être sûre de bien l'entendre. Je l'écoute avec mes yeux pour essayer de voir ce qu'elle me dit.

C'est un dialogue entre quatre yeux, et je continue d'espérer qu'une vie entière ne sera pas assez pour briser cette femme capable de crier en silence.

« D » majuscule

Il était imprimeur.

Il était magnifique.

Son sourire était rayonnant, sa courtoisie exquise et son regard lumineux.

Sous le drap, c'était la bérézina. En pire.

La débandade d'un corps qui faisait eau de toutes parts. Et pas seulement de l'eau d'ailleurs.

Tout foutait le camp malgré nos vaines tentatives de contenir ce corps en fuite.

Une seule chose était restée.

Un panache blanc qui nous a tous ralliés.

Sa Dignité. Avec un « D » majuscule.

Pas celle qui pourrait se perdre au gré de la maladie, celle dont on dit qu'elle est ontologique.

Nous avions décidé de lui proposer de suspendre tous les traitements qui n'étaient pas indispensables à son confort. Transfusion, nutrition, perfusion…

C'était à moi de lui en parler.

Au terme d'un long silence, je lui demande si sa mort l'inquiète.

Le silence se prolonge encore un long moment.

« La mort… C'est cela, c'est le mot que je cherchais. Vous faites bien de prononcer ce mot. On ne le dit jamais… Mais c'est bien cela qui m'inquiète : la mort… »

C'est comme une longue expiration, l'exhalaison d'une angoisse trop longtemps contenue, innommée et innommable.

Ensuite pourrait venir le temps d'une certaine paix.

Le plus fort, c'est mon père

Le 28 mars 2010, mon père a décidé qu'il en avait marre de l'hiver. Il a donc pris au ciel ses quartiers d'été. Il a changé d'adresse. Pas bien loin, juste un peu plus haut.

Il est mort d'une « longue maladie », comme on dit pudiquement.
Elle a duré trois semaines.
Un cancer du pancréas.

Mon père était un original, mais il faisait semblant de l'ignorer. Son humour était décapant, et ce n'est pas parce qu'il est mort que je vais me retenir de vous dire que, parfois, il était même vachard. Trait de caractère qui ne s'est pas entièrement perdu avec le passage des générations, contrairement à son amour pour Bach.

J'ai aimé être sa fille.

Papa aimait les valeurs sûres :

– Cuisine : deux œufs au plat. Tout le reste est superflu. Ce n'est pas de lui que nous tenons tous notre goût pour la « bonne bouffe ».

– Littérature : Cyrano de Bergerac et P. G. Wodehouse. Il y a infiniment plus de jubilation à anticiper le plaisir qu'on aura à relire un texte dont on connaît chaque virgule qu'à encourir la déception éventuelle d'une médiocre nouveauté dont rien ne prouve qu'elle accédera au statut d'œuvre culte.

– Cinéma : *Les Barbouzes, Les Tontons flingueurs* et *La Folie des grandeurs*.

« Les ordres sont les suivants : on courtise, on séduit, on enlève. En cas d'urgence, on épouse ! »

« Le roi répudie la reine, la vieille épouse le perroquet, César devient roi, je l'épouse et me voilà reine ! »

« Un Chinois vient de tomber de la terrasse. Il est mort. T'inquiète pas. Un client part, un autre arrive. »

J'ai aimé l'écouter rire en lisant Wodehouse, le regarder partager un bon « France-Angleterre » avec ses fils (rugby, cela va de soi...), manger sa gelée de coing.

Papa n'aimait pas les « sportifs à costume ».

Il faisait du vélo sans mettre de cuissard, du ski dans son bon vieux pantalon de velours avec poches aux genoux et n'hésitait pas à arborer de chatoyantes chaussettes qui mettaient parfaitement en valeur ces mollets fins que je lui ai toujours enviés mais dont je n'ai pas été jugée digne d'hériter (dans un moment d'égarement, il a préféré me léguer son nez : funeste erreur !).

Je n'ai pas aimé être son médecin.

Je suis contente qu'il ait pu mourir « à la maison ».

J'ai pris un sacré coup de vieux.

Il fumait la pipe, disait que « si tous les cons volaient, le ciel serait kaki » (lui-même était un ancien militaire), rêvait d'être prince consort à Monaco.

Cruciverbiste éclairé, il collectionnait les définitions du mot « Io ».

Il confectionnait avec le même enthousiasme des chaises petites et grandes et des confitures.

Il aimait Samivel :

« L'alpiniste contemplatif :

À quoi bon monter puisqu'il faut redescendre ?

Laissons à plus fou ces soins ambitieux. Ci demeurons béat jusqu'à l'heure où les cieux et ma pipe seront en cendres. »

J'ai eu beaucoup de chance.

Mme Louise M.

Monsieur,

Alors que nous étions réunis ce matin au cabinet du médecin traitant qui soigne votre femme, vous avez eu des mots dont je voudrais vous remercier.

La maladie cruelle qui la frappe a privé votre épouse de presque toutes ses capacités de communication. Elle qui était le pilier de votre grande famille se trouve maintenant enfermée dans un corps devenu prison, entièrement dépendante.

Vous étiez, ce matin, entouré de quatre de vos cinq fils. Quatre gaillards impressionnants, viticulteurs et rugbymen probablement, que l'on sentait dans un profond désarroi.

La mère qui les avait fait naître et grandir, les avait aimés, les avait accueillis avec femmes et enfants dans sa grande maison jusqu'à ces derniers mois, cette femme n'était plus tout à fait elle-même.

Certains de vos fils semblaient se demander quel sens donner à cette attente d'une mort certaine.

Aurait-elle voulu cela ? Ne faudrait-il pas abréger ses souffrances ?

Ils s'inquiétaient également de votre santé dans cette épreuve.

Alors, d'une voix forte malgré votre âge et votre fatigue, bien que vous ne soyez pas un homme « du verbe », vous avez eu ces mots magnifiques :

« Votre mère nous a traités comme des rois pendant quarante ans. Nous la soignerons comme une reine le temps qu'il faudra. »

Tout était dit.

En quelques mots, vous aviez su redonner sens à ce temps qui s'étire : dire à cette femme, votre femme et la mère de vos enfants, que l'amour qu'elle vous avait donné sans compter lui serait rendu au centuple.

J'aimerais savoir en dire autant à ceux que j'aime.

Veuillez recevoir, Monsieur, l'expression de mes sentiments infiniment respectueux et de ma gratitude,

Claire Fourcade

Table des matières

Avertissement 9

L'orpailleuse 11
La dame de cœur 14
Le jardin des sens 17
Itinéraire d'une enfant gâtée 19
La vie comme un roman 21
Le visiteur du soir 23
Ma Mère 25
Cluedo 28
Le dernier qui se lasse… 32
Banc public 34
Le temps de la conscience 36
Un cancer pour la vie 39
Love story 41
Liberté, liberté chérie ! 44
Il faut manger pour vivre 46
Acculturation 48
On ne va pas en faire tout un roman 49
Oui, chef ! 51
Du côté des familles 54
Google Earth 58
On the road again 60
Sans titre 62
Cent ans de solitude 63

La mère et le fils 65
Prendre soin 68
Eyes wide shut 70
La vie suspendue 72
God save the queen 74
Une famille formidable… 76
Ensemble, c'est tout 78
Un job de rêve 80
La vache et le prisonnier 82
Se prendre pour le père Noël 84
Chronique (1) 86
Souffrance et dépendance 90
Pause café 92
Les raisons de la colère 94
Héros ordinaires 96
Surprise, surprise… 99
Des hommes et des dieux 101
Le binôme 103
Proverbes 106
Le patient de Grâce (1) 108
Le patient de Grâce (2) 110
La chambre du fils 112
Merci 114
Les triplettes de Belleville 116
Parce qu'elle le vaut bien 119
P.A.G. (Poil à gratter) 121
Le festin de Thérèse 123
Desproges (1) 125
Desproges (2) 128
Flash-back 130
FUMER TUE 135
Le nœud 137
La vie est belle 139
Casino royal 141
La vie est un long fleuve pas si tranquille 143
Minima sociaux 146

Trois ans de retard 149
Emprunt 151
Au théâtre ce soir (1) 153
Au théâtre ce soir (2) 156
Chronique (2) 159
La tentation de Venise 163
Comme des bleus 166
Fluctuat nec mergitur 168
I have a dream 170
Le téléphone 172
La transgression permanente 175
Paradoxe(s) 178
Le sourire, c'est la vie 181
Petits papiers 183
SLA, encore 185
Plus belle la vie 187
Midazolam-Hypnovel 190
Méfie-toi des soins palliatifs 193
Vacances, vacances… 195
Un homme et une femme 197
C'est l'histoire d'une blonde… 199
La vie des autres 201
L'insoutenable légèreté de l'être 203
Un certain regard 205
Lassie, chien fidèle 207
La firme 210
La barbe 214
Fashionista 217
Pèlerinage à La Mecque 220
Un roc dans la tempête 223
Hors de prix 225
Missa sine nomine 228
« D » majuscule 230
Le plus fort, c'est mon père 232
Monsieur, ... 235

Composé par Nord Compo Multimédia
7, rue de Fives, 59650 Villeneuve-d'Ascq

Imprimé en France en décembre 2011
par Normandie Roto Impression s.a.s., 61250 Lonrai
Dépôt légal : janvier 2012 — N° d'impression : 11-4398